Die Blutbank

Gewinnung, Behandlung und Übertragung von konserviertem Blut

Von

Dr. **Fritz Heppner**

Assistent an der Chirurgischen Universitätsklinik Graz

Mit 12 Textabbildungen

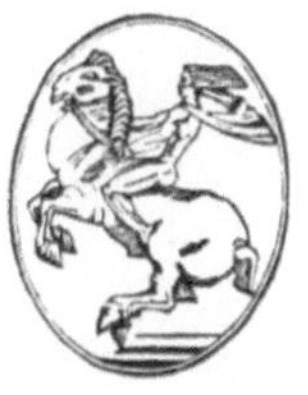

Springer-Verlag Wien GmbH

1951

ISBN 978-3-662-24207-0 ISBN 978-3-662-26320-4 (eBook)
DOI 10.1007/978-3-662-26320-4

Geleitwort.

Die Bedeutung der Blutübertragung steht heute längst außer Frage. Die Vorteile, die mit der Anlegung eines Vorrates von Blut bzw. Plasma durch die Herstellung von Blutkonserven gegeben sind, haben zur Einführung der „Blutbank" geführt. Mein Mitarbeiter Dr. F. Heppner war in den letzten Jahren mit dem Aufbau dieser heute für den modernen Heilbedarf bereits unentbehrlich gewordenen Einrichtung an der Chirurgischen Universitätsklinik Graz betraut und hat die dabei gewonnenen Erfahrungen in einer vor allem für praktische Zwecke bestimmten, gedrängten und übersichtlichen Form zusammengefaßt. Unter Berücksichtigung der neuesten in- und ausländischen Literatur werden die wesentlichen Gesichtspunkte beim Aufbau und Betrieb einer Blutbank, die Indikationen, technische Durchführung und Gefahren der Transfusion erörtert. So ist ein Ratgeber über die Gewinnung, Behandlung und Übertragung von konserviertem Blut aus der Praxis für die Praxis entstanden, der, wie ich annehmen möchte, für die Verbreitung der Methode sich nützlich erweisen könnte.

Graz, im Januar 1951.

Prof. Dr. F. Spath
Vorstand der Chirurg. Univ.-Klinik Graz

Vorwort.

Die vorliegende Schrift ist aus einem Merkblatt für den innerklinischen Gebrauch hervorgegangen und bezweckt in ihrer umgearbeiteten Form, dem Interesse weiterer Kreise für praktische Fragen der Blutkonservierung entgegenzukommen. Ihre Bestimmung als praktischer Ratgeber machte straffe Gliederung des Inhaltes und weitgehenden Verzicht auf Diskussion wünschenswert. Theorie und Hypothese wurden nur so weit behandelt, als für das Verständnis der praktischen Folgerungen unerläßlich erschien.

Unserer Darstellung liegt die Erfahrung mit viertausend Blutkonservierungen zugrunde. Sie kommt aus der Praxis und ist für die Praxis bestimmt. Somit kann eine erschöpfende Behandlung der Materie nicht ihre Aufgabe sein, ebensowenig wie die Absicht besteht, mit den Standardwerken der Blutkonservierung in Wettstreit zu treten, auf deren Studium der eingehender interessierte Leser verwiesen wird.

Es sei mir an dieser Stelle gestattet, meinem verehrten Lehrer und Chef, Herrn Prof. Spath, für Verständnis, Hilfe und Rat zu danken, mit denen er „Die Blutbank“ in jedem Stadium ihres Werdeganges gefördert hat.

Herrn Dr. Maresch vom Gerichtlich-medizinischen Institut der Universität Graz bin ich für wertvolle serologische Hinweise zu Dank verpflichtet.

Auch ist es mir ein Bedürfnis, dem Personal der Blutbank für seine unermüdliche Mitarbeit Dank und Anerkennung auszusprechen.

Graz, im Januar 1951.

F. Heppner

Inhaltsverzeichnis.

Seite

Das Wesen einer Blutbank 1

Der Blutspender 2
- Erfassung der Spender 2
- Organisation 4
- Physische Eignung 5

Die Blutkonserve 6
- Begriff 6
- Das Gefäß 6
- Der Stabilisator 7
- Die Pyrogene 9
- Sterilisierung der Flaschen 10

Die Blutabnahme 12
- Das Gerät 12
- Der Spender 12
- Der Vorgang 13
- Versorgung des Spenders 16
- Zwischenfälle und Komplikationen von Seiten des Spenders . . 16
- Vergütung der Blutspende 17

Das Konservenblut 17
- Veränderungen während der Lagerung 17
- Die Lagerung der Blutkonserve 20
- Das Aussehen der Konserve 21

Indikationen für Konservenblutübertragung 22
- Die Schockzustände 22
  - Der Blutverlust 23
  - Der Plasmaverlust 26
  - Der Blutwasserverlust 28
- Die chronische Anämie 28
- Die chronischen Hypoproteinämien 29
- Blutstillung 30
- Vergiftungen 31
- Akute Infekte. Septische Zustände. Immunotherapie 31
- Hämolyseunfall 32

Seite

Komplikationen und Gefahren der Transfusion 32
Fieberhafte Nachreaktionen und Schüttelfröste 34
Kreislaufüberlastung und Lungenödem 35
Allergische Reaktionen 36
Übertragung einer Infektionskrankheit 36
Reaktionen, verursacht durch den Stabilisator 36
Der Hämolyseunfall 37
Die Embolie 41
Die Isosensibilisierung 41

Die Kreuzprobe 42
Die Technik 42
Die Agglutination 42

Der Rhesusfaktor 44
Die Technik der Rh-Gruppenbestimmung 46

Infusion von konserviertem Blut 47
Organisation 47
Vorbereitung der Konserve 49
Das Gerät 52
Der Empfänger 54
Der Vorgang 57
Der Transfundeur 59
Kontrolle nach der Transfusion 60

Behandlung des Gerätes 60
Die Flasche 60
Der Verschluß 61
Die Bestecke 62

Gewinnung von Plasma 62

Literaturverzeichnis 64

Sachverzeichnis 67

Das Wesen einer Blutbank.

Die Bezeichnung „Blutbank" entstammt dem angloamerikanischen Sprachgebrauch und gilt einer Einrichtung zur Lagerung und Auswechslung von menschlichem Transfusionsblut. Die Einlagen von Blut in die Bank und seine Entnahmen werden kreditiert und debitiert in sehr ähnlicher Weise, wie eine richtige Bank finanzielle Transaktionen führt.

Dieses Verfahren ist in erster Linie an die Erfassung von sogenannten Gelegenheitsspendern gebunden, die sich zu Blutspenden für stationär behandelte Angehörige zur Verfügung stellen. Das abgenommene Blut kann bei Gruppenverschiedenheit in der Blutbank gegen gruppengleiches Blut ausgetauscht oder auch bei vorhandener Kompatibilität bis zu einem späteren, für den Empfänger besonders geeigneten Zeitpunkt aufbewahrt werden. Die von den einzelnen Kliniken, Abteilungen oder Stationen kommenden Bluteinlagen werden gutgeschrieben. Die Ausgabe von Transfusionsblut an diese Institutionen richtet sich jeweils nach deren „Konto", so daß die transfundierenden Stellen zugleich an der Werbung von Gelegenheitsspendern besonders interessiert sind.

Der Einführung dieses Systems bei uns stellen sich materielle und psychologische Schwierigkeiten entgegen. Unser Verfahren beschränkt sich auf die Haltbarmachung und Lagerung von bezahlten Blutspenden und hat somit mit der eingangs geschilderten Einrichtung nur die Technik, nicht aber die Organisation gemein. Die Bezeichnung Blut-„bank" besteht demnach nicht ganz zurecht. Nun sich aber dieser Ausdruck trotz seines im Deutschen unerfreulichen Klanges bei uns eingebürgert hat und das Wesen des uns interessierenden Problems nicht verzeichnet, wird er am besten beibehalten und mutatis mutandis auch in der vorliegenden Schrift angewendet.

Zweck der Blutkonservierung ist, die Zeitspanne zwischen Entnahme und Infusion des Blutes nach Möglichkeit auszudehnen bei geringster Einbuße an biologischer und therapeutischer Wertigkeit. Die Vorteile, die ein stets bereitgehaltener Vorrat von geeignetem Blut aller Gruppen bietet, lassen sich in folgenden Punkten zusammenfassen:

1. Prompte Verfügbarkeit von Transfusionsblut bei der akuten Entblutung und in der Prophylaxe gegen den Operationsschock;
2. Verfügbarkeit von großen Mengen Blutes;
3. bedeutende organisatorische Bequemlichkeit für Spender und Personal durch räumliche und zeitliche Absonderung der Blutabnahme und der Laboratoriumtests von dem übrigen klinischen Betrieb.

Der Blutspender.

Erfassung der Spender. Eine der Merkwürdigkeiten des gegenwärtigen Zeitalters ist die Erscheinung, daß die fortschreitende Durchdringung der menschlichen Gesellschaft mit kollektiven Lebensformen den Gemeinschaftsgedanken anscheinend nicht vertieft, sondern eher dazu geführt hat, daß sich die Einzelpersönlichkeit auf ihren unmittelbaren Interessenkreis zurückzieht und Opfersinn, Hilfsbereitschaft und Selbstlosigkeit auf das elementarste Konvivium, die Familie, bechränkt bleiben. Diese psychologische Situation und die wirtschaftliche Not der Nachkriegsjahre bringen mit sich, daß Blutspenden fast ausschließlich nur noch gegen Bezahlung erfolgen. Dementsprechend sind es in erster Linie materiell Bedürftige, die sich zur Verfügung stellen, und zwar vor allen verarmte Angehörige des sogenannten Mittelstandes, Studenten und Ausländer.

Der Wunsch, sich durch Blutspenden Geldmittel zu verschaffen, steht vielfach in keinem Einklang mit der geschwächten Konstitution der Spender und führt sie mitunter öfter in die Spenderzentrale, als selbst die robusteste Gesundheit erlauben würde. Ja, in extremen Sonderfällen wird zu den unwahrscheinlichsten Irreführungen, Täuschungsmanövern und Schlichen Zuflucht genommen, die eine stetige Wachsamkeit der Zentrale erfordern und zuweilen groteske Formen annehmen. So ist es z. B. einem Spender vor Errichtung einer zentralen Organisation in Graz gelungen, bei mehreren transfundierenden Stellen innerhalb von zwei Monaten sieben Liter Blut zu spenden! Es ist klar, daß es unter solchen Umständen von Seiten der Zentrale einer erhöhten Aufmerksamkeit und auch Härte bedarf, um den Vorspiegelungen und Bitten zu widerstehen und ungeeignet erscheinende Spender zurückzustellen.

Als einzige unbezahlte Blutspender kommen theoretisch nur noch Gelegenheitsspender, d. h. Angehörige eines stationären Patienten, oder Hypertoniker und Plethoriker in Frage, doch zeigt die Praxis, daß selbst diese fast immer auf der Auszahlung der Spendetaxe bestehen, mit dem Hinweis, daß ihr Blut ebensogut sei wie das eines anderen. Der Anwerbung von erstgenannten Gelegenheitsspendern können Aufrufe dienen, die von den Stationsassistenten ausgefüllt und an den Kopftafeln der in Betracht gezogenen Patienten angebracht werden, wo ihr Inhalt während der Besuchsstunde von den Angehörigen zur Kenntnis genommen werden kann.

Auf diese Weise gelingt es in Einzelfällen, Blut unentgeltlich gespendet zu bekommen. Solange aber die öffentliche Moral weithin von der Maxime beherrscht wird, daß materieller Vorteil vernünftigerweise einer Idee voranzustellen sei, erscheinen Versuche, das breite Publikum für Blutspenden aus charitativen Gründen zu interessieren, wenig aussichtsreich.

Wir wenden uns
an die Angehörigen unseres Patienten

....

mit der **dringenden Bitte**, ihren Teil zur erfolgreichen Behandlung und rascheren Wiederherstellung des Kranken beizutragen. **Helfen Sie Ihrem leidenden Familienmitglied** bei seinem Kampf gegen die Krankheit, indem Sie uns Blut für Übertragungen auf den Kranken zur Verfügung stellen!

Ein neuartiges Verfahren ermöglicht uns, die Blutspende haltbar zu machen und dem Kranken zu dem für ihn günstigsten Zeitpunkt zuzuführen. Damit sind uns neue, erfolgreiche Behandlungsmöglichkeiten in die Hand gegeben, zu deren Anwendung Sie **uns verhelfen sollen.**

Melden Sie sich, bitte, im Anschluß an die Besuchsstunden in der Blutspenderzentrale im Erdgeschoß der chirurgischen Klinik, wo alles Weitere ohne Unbequemlichkeit und Zeitverlust veranlaßt wird.

Graz, am ....

....
Assistent

Organisation. Personen, die sich als Blutspender zur Verfügung stellen wollen, werden in Graz zunächst an das Gerichtlichmedizinische Institut verwiesen, wo ihr Blut auf genaue Untergruppenzugehörigkeit, Rhesusfaktor, Eignung als Universalspender untersucht und eine weitere Probe für das Hygienische Institut abgenommen wird, welches die WaR bestimmt.

Die jeweils von einer Woche gesammelten Befunde gehen an die Zentrale und werden dort von Spendern abgeholt. Dabei wird von dem Spender eine Karteikarte angelegt, sein Spenderausweis ausgestellt und er selbst für einen bestimmten Tag zur Blutabnahme vorgemerkt. Bei Blutspendern, die bereits karteimäßig erfaßt sind und neuerdings spenden wollen, wird an Hand des mit Lichtbild versehenen Ausweises nachgeprüft, wann und in welchem Umfang die letzte Spende erfolgt ist und wie lange die letzte WaR zurückliegt. Grundsätzlich soll dies nicht länger als sechs Wochen sein und soll bei einer mittleren Blutmenge nicht öfter als alle sechs bis acht Wochen gespendet werden.

Zur Vermeidung bewußter Irreführungen, Personenverwechslungen und unkontrolliert häufiger Blutspenden sind die Universitätskliniken und Landeskrankenanstalten im Bereich von Graz laut Verfügung des Amtes der Steiermärkischen Landesregierung, Abt. 12, vom 13. 9. 1949 angehalten, nur solche bezahlte Spender zu verwenden, die sie auf Anforderung durch die Zentrale zugewiesen erhalten. D. h.: Frischblutspenden werden durch die Verwaltung des Landeskrankenhauses nur gegen Vorweisung einer von der Zentrale gefertigten Bestätigung honoriert, welche Namen des Spenders, Empfängers, Datum, transfundierende Stelle und gespendete Blutmenge enthält. Für Blutkonserven, die ja ohnedies nur von der Zentrale geliefert werden, erübrigt sich diese Regelung.

Die Verständigung der angeforderten Frischblutspender erfolgt fernmündlich oder durch das zuständige Polizeirevier.

Physische Eignung. Die physische Bewertung der Spender wird hinsichtlich des Geschlechtes nur so weit beeinflußt, als Frauen während der Menses und in der Schwangerschaft nicht spenden sollen. Im ersteren Falle besteht ein bereits physiologischer Blutverlust und im letzteren sind alle verfügbaren Blutreserven für Alimentation und Stoffwechsel des fötalen Organismus aufgeboten.

Hinsichtlich des Alters soll berücksichtigt werden, daß der Organismus des Jugendlichen im Wachstum begriffen ist und Belastungen unphysiologischer Art nicht ausgesetzt werden soll. Auf der anderen Seite sind Greise, die ja auch geringe Grade von Anämie nur schlecht kompensieren, von Blutspenden auszuschließen, so daß das durchschnittliche Alter des Spenders zwischen 18 und 60 Jahren liegen wird.

Pathologische Zustandsbilder, die der Verwendbarkeit eines Spenders widersprechen, sind hypotone Kreislaufverhältnisse, bei denen der Blutdruck unter 100 mm Hg liegt, gleichgültig, ob durch kardiale oder vasomotorische Insuffizienz bedingt; Blutdyskrasien mit Ausnahme der Polyglobulie, Hämoglobinwerte unter 12,2 g%; chronisch allergische Krankheiten und Arzneimittelüberempfindlichkeit; Infektionskrankheiten, wie Lues, Malaria, Hepatitis und akute Infekte. Schlechter Ernährungszustand bedeutet eine absolute, schlechte Ausbildung der Venen eine relative Kontraindikation.

Die serologische Untersuchung der Spender ist an dem vereinbarten Tage der Blutabnahme durch eine interne Untersuchung unter Berücksichtigung der angeführten Punkte zu ergänzen.

Die Blutkonserve.

Begriff. Die Bezeichnung „Konserve" in diesem Zusammenhang ist irreführend und gefährlich, da mit diesem Begriff unwillkürlich die Vorstellung von einem toten, unbegrenzt haltbar gemachten Präparat nach Art einer Serumkonserve, eines Hormonkristalls oder etwa eines Vitaminpräparates verbunden wird. Daß dies jedoch für das zeitlich begrenzt haltbare Blut in keiner Weise berechtigt ist, wird unten des näheren dargelegt. Wir haben es hier vielmehr mit einem überlebenden Organ zu tun, welches einem Körper entnommen und einem anderen zugeführt wird, also um ein Transplantat, das um so behutsamer behandelt sein will, als es keinem so verhältnismäßig indolenten Gewebe angehört, wie etwa Epidermis, Faszie oder Knochen, sondern aus atmenden und fragilen Zellen besteht. Gewisse mechanische, physikalische und chemische Einwirkungen, die innerhalb einer bestimmten Breite auf der Körperoberfläche noch keinen Schaden setzen, führen bereits zu einer Lebensverkürzung des Organs und müssen daher von dem „konservierten" Blut ferngehalten werden.

Die sich aus dieser Einsicht ergebenden Folgerungen für die Herstellung, Aufbewahrung und Verwendung des konservierten Blutes (bei den Angelsachsen treffender als „banked" oder „stored blood" bezeichnet) sind im folgenden zu erörtern.

Das Gefäß. Die Blutbank arbeitet nach der sogenannten 1-Flaschenmethode, einem Verfahren, bei dem zum Auffangen, Aufbewahren und Transfundieren des Blutes ein und dasselbe Gefäß verwendet wird. Ihre Vorteile sind größtmögliche Aseptik, Einfachheit und geringster Kostenaufwand.

Die Flasche besteht aus farblosem, alkalifreiem Glas, hat kreisrunden Querschnitt, eine sanfte Taillierung, runde Schultern und einen kurzen, mittelweiten Hals, dessen Außenseite als Gewindepositiv profiliert ist. Sie besitzt einen Fassungsraum von 600 ccm und ist mit einer vom Boden aus rechnenden Hundertergraduierung versehen. An der Außenseite der oberen Hälfte findet sich ein für die Beschriftung bestimmtes mattgeätztes Rechteck.

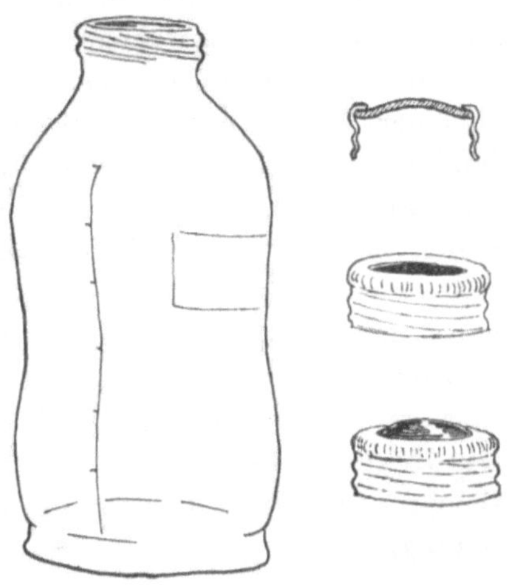

Abb. 1. Die Blutkonservenflasche und ihr Verschluß. Letzterer mit eingesetzter und entfernter Gummikappe.

Die Flasche trägt als Verschluß eine Aluminiumkappe, deren zylindrischer Teil als Gewindenegativ gepreßt ist. Die Kappe hat zentral eine weite, kreisrunde Öffnung, die mit einer sich an den Kappenboden anlegenden Platte aus 6 mm starkem, schwefel- und säurefreiem Transparentgummi verschlossen ist. Bei festgeschraubtem Verschluß wird die Gummiplatte an den Flaschenhalsrand gepreßt und gewährleistet luftdichten Abschluß[1].

Der Stabilisator. Als Stabilisator einer Blutkonserve wird jene Lösung bezeichnet, deren Zugabe zum Blut die Gerinnung verhindern und den Zellen eine maximale Lebensdauer sichern soll, ohne strukturelle Veränderungen des Plasma und ohne toxische Wirkung auf den Empfänger. Natriumzitrat wird heute allgemein den anderen Antikoagulantien vorgezogen, weil es durch Entionisierung des Kalziums die

[1] Die Verwendung dieser Flasche sowie des Stabilisators verdankt die Grazer Blutbank einem freundlichen Hinweise P. Fuchsigs, der sie erprobt und an der 1. Chirurg. Univ.-Klinik Wien eingeführt hatte.

Gerinnbarkeit blockiert ohne nachteilige Folgen auf Biochemie und Biologie des Blutes. Die geringste diese Wirkung entfaltende Konzentration liegt bei 0,25 %. Die therapeutische Breite läßt sich schwer abschätzen, weil es schnell ausgeschieden wird, doch sollen bei sehr rascher Zufuhr von mindestens 8 g tetanische Krämpfe einsetzen.

Reines Zitratblut hat eine Lebensdauer von wenig mehr als einer Woche, auch zeigen die innerhalb dieser Frist transfundierten Erythrozyten eine nur kurze Überlebensdauer im Empfänger. Ohne Zufuhr von lebens- und stoffwechselerhaltender Energie während der Lagerung verhungern die Blutzellen sozusagen, während bereits geringe Zusätze von Dextrose das Leben des Organs deutlich verlängern. Die hinsichtlich dieser Wirkung optimale Endkonzentration des Zuckers liegt bei 0,25 bis 0,5 %. Die von uns verwendete Zitrat-Dextroselösung[2] ist der des Medical Research Council (Brit.) verwandt und hat folgende Zusammensetzung:

Natrii citr. cryst. tribas.	2,97
Dextros. puriss. anhydr.	3,0
Aquae bidest. steril. ad	110,0

Diese Menge hat sich für die Stabilisierung von 490 ccm Blut als zweckmäßig erwiesen. Die gesamte Konserve enthält somit 600 ccm Flüssigkeit mit einem Verdünnungsquotienten des Stabilisators von 0,22. Konserven von 300 ccm, wie sie ebenfalls hergestellt werden, enthalten entsprechend die halbe Stabilisatormenge.

Die Dextrose zeigt bei Sterilisierung in basischem Medium die unerwünschte Nebenerscheinung des Karamelisierens, dem zwar für den Empfänger keine, möglicherweise aber eine die konservierende Wirkung des Mittels einschränkende Bedeutung zukommt. Es läßt sich durch Ansäuern des Stabilisators (z. B. mit 0,5 Zitronensäure), getrennte Sterilisie-

[2] S. Anm. auf S. 7.

rung von Zitrat und Dextrose oder Verwendung von zweibasischem Natriumzitrat verhindern. Allerdings ist bei der Kristallisation des letzteren die Möglichkeit eines Eindringens pyrogener Keime gegeben, von deren Produkten es schwer wieder zu befreien ist, weshalb es kaum in Betracht kommt.

Die Pyrogene. Seibert hat 1923 als erster auf die Erscheinung hingewiesen, daß gewisse apathogene Bakterien, die im strömenden Wasser und auch im Staube vorkommen, die stoffwechselbedingte Eigenschaft haben, wasserlösliche Kohlehydrate zu produzieren und stehendes Wasser damit so weit anzureichern, daß parenterale Verabreichung desselben Fieber und Schüttelfröste erzeugt. Wenn solche Mikroorganismen in destilliertes Wasser übergehen, so produzieren sie innerhalb von fünfzehn bis achtzehn Stunden hinreichend Pyrogen, um bei intravenöser ober subkutaner Zufuhr des Wassers die genannten Reaktionen auszulösen.

Vermehrung und Wachstum der pyrogenen Mikroben erfolgt nur im feuchten Milieu und wird durch vollkommene Trockenheit verhindert. Durch Hitzeeinwirkung von 120° C zwanzig Minuten (Dampf) oder 180 bis 200° C eine Stunde (trocken) werden die Mikroorganismen verläßlich abgetötet, jedoch das von ihnen gebildete Pyrogen in seiner Wirkung nicht beeinträchtigt. Es genügt daher nicht, Apparate und Flüssigkeiten nur zu sterilisieren, sondern es muß auch die Infektion mit pyrogenen Bakterien und deren Wachstum vor der Sterilisation verhindert werden.

Die meisten Pyrogene sind wasserlöslich und lassen sich darum durch Spülung mit pyrogenfreiem Wasser leicht entfernen. Aus dem Wasser selbst können sie nur durch Destillation oder besondere Filterungsmethoden eliminiert werden.

Nur wer Gelegenheit hat, sich über lange Zeit und auf breiter Grundlage mit parenteraler Therapie zu befassen, wie es der Betrieb einer Blutbank mit sich bringt, kann die eminente praktische Bedeutung der Pyrogene in ihrem vollen Umfang ermessen. Sie können an jedem Glied der Manipulationskette — Vorbereitung der Apparatur und Flüssigkeit, Infusion und Reinigung — angreifen, weshalb ihre Kenntnis für Arzt und Personal mit allen sich daraus ergebenden technischen Folgerungen unerläßlich ist. Exakteste Beobachtung nicht allein der primitiven Reinhaltungs- und Sterilisationsvorschriften, sondern auch bestimmter antipyrogener Kautelen ist unbedingt zu fordern! Sie gründen sich auf 1. Verhinderung einer pyrogenen Infektion durch absolute Trockenhaltung aller Geräte, 2. Abtötung eventuell anwesender pyrogener Keime durch Hitzesterilisation und 3. auf Lösung und Entfernung der Pyrogene selbst durch Spülung mit pyrogenfreiem destilliertem Wasser.

Die Behandlung von Geräten und Flüssigkeiten für intravenöse Therapie hängt entscheidend ab von 1. der entsprechenden Menge verfügbaren, unbedingt pyrogenfreien destillierten Wassers und von 2. dem einfachen Bau aller Geräte, die auseinanderzunehmen und leicht zu reinigen sein müssen.

Nachweis der Pyrogene: Die Pyrogene sind nur mit biologischen Tests nachweisbar, wobei fünf Kaninchen unter genau denselben physiologischen Voraussetzungen je 10 ccm der zu untersuchenden Flüssigkeit körperwarm in die Ohrvene injiziert werden. Temperaturerhöhung von mindestens 0.6^0 C gilt als positiver Ausfall.

Anmerkung: Eine nichtbakterielle Quelle für pyrogene Reaktionen sind die Plasmaproteine in ungenügend gereinigten Apparaten, z. B. in Blutkonservenfiltern angelegte und durch Hitze (Auskochen) denaturierte Gerinnsel. Auch der fein verteilte, in der früheren Gummifabrikation verwendete Schwefel kann als ähnliches Agens wirken.

Sterilisierung der Flaschen. Nach Vorbehandlung der Flaschen nach den auf S. 60 ff. empfohlenen Vorschriften werden sie mit der frisch zubereiteten Stabilisatorlösung beschickt, verschlossen und innerhalb von längstens drei Stunden sterilisiert. Die Zeitspanne von der Zubereitung des Stabilisators bis zur Sterilisierung soll nicht länger als vier bis fünf Stunden sein. Auf diese Weise soll das Angehen einer Pyrogeninfektion verhindert werden.

Die Sterilisation erfolgt im Autoklaven bei 120° C zwanzig Minuten lang. Um das Entweichen der Luft aus den verschlossenen Flaschen zu ermöglichen, werden vorher dünne Injektionskanülen durch die Gummiplatten der Verschlüsse eingestochen. Sie bleiben bis zur Entnahme der Flaschen aus dem Autoklaven, in welchem man diese auskühlen läßt, liegen. Die Perforationsstellen werden nach der Sterilisierung mit Kollodiumlösung bestrichen, die Verschlüsse auf festen Sitz nachgeprüft und die Flaschen kühl aufbewahrt. Eisschranktemperatur ist wünschenswert, weil die Vor-Kühlung des Stabilisators die Abkühlung des eingefüllten Blutes in vorteilhafter Weise beschleunigt.

Der beim Auskühlen der Flaschen entstehende Unterdruck in ihrem Inneren läßt sich unter Umständen für die Blutabnahme ausnützen. Man kann ihn erhalten, indem man 1. die Kanülen unmittelbar nach der Hitzeeinwirkung herauszieht oder 2. die Gummikappen überhaupt nicht perforiert, sondern die Verschlüsse vor dem Einbringen der Flaschen in den Autoklaven lockert und vor dem Auskühlen wieder anzieht. Beide Methoden sind mit gewissen Mängeln und die erzielten Vakua mit Inkonstanz belastet, so daß man vielfach besser tut, auf die Ausnützung des Unterdruckes zu verzichten. Es empfiehlt sich jedoch, bei jeder Partie einige vollkommen leere Flaschen mitzusterilisieren und zu evakuieren, die für die Gewinnung und Aufbewahrung von Plasma bestimmt sind.

Anmerkung: Die Karamelisierung der Dextrose soll in ihrer Bedeutung nicht überschätzt werden. Man kann sie durch Ansäuern des Stabilisators (s. S. 8), getrennte Sterilisation von Dextrose und Zitrat, sowie durch Tyndallisierung der Lösung verhindern. Vor zu niedrigen, wenn auch längere Zeit einwirkenden Hitzegraden muß gewarnt werden, da die resistentesten Sporen auch stundenlanges Kochen bekanntlich überleben.

Die Blutabnahme.

Das Gerät. Für das Abfüllen der Konserven werden außer der verschlossenen, den Stabilisator enthaltenden und wie oben sterilisierten Flasche benötigt: zwei innenpolierte, gut geschliffene Flügelkanülen starken Kalibers, ein Gummischlauchstück von 20 cm Länge, eine gewöhnliche stärkere Kanüle, eine Saugpumpe, eine Staubinde, eine Spritze mit haarfeiner Kanüle, 0,5 % Novokainlösung, 70 % Alkohol, sterile Tupfer, ein Wassermannröhrchen mit Stöpsel, Leukoplast.

Vor Beginn der Blutabnahme wird die Flasche so geschwenkt, daß der in ihr enthaltene Stabilisator die Innenfläche allseitig benetzt, damit der einfließende Blutstrahl keine wandständigen Gerinnsel bildet. Die Gummiplatte wird mit Jodtinktur desinfiziert und das Schlauchkanülensystem mit 3,8%iger Zitratlösung durchgespült. Hierauf sticht man durch die Gummiplatte eine gewöhnliche Kanüle und schließt an sie die Saugpumpe.

Der Spender. Der bestellte und voruntersuchte Spender wird nach Überprüfung der Papiere flach hingelegt. Nach Anlegen der Staubinde am Oberarm (Kompression entsprechend einer auf 40 mm Hg aufgepumpten Blutdruckmanschette) wählt der Arzt eine für die Punktion geeignete Vene aus, am besten in der fossa cubitalis, wo die Venen gewöhnlich hinreichend weit sind, kräftige, retraktible Wände haben und die Textur des umgebenden Gewebes straff genug ist, um ihr Gleiten zu verhindern. Dünnwandige, zerreißliche Gefäße, wie die sehr oberflächlichen, hellblau durchschimmernden Venen bei dickeren Frauen, begünstigen Extravasate und sind nach Möglichkeit zu vermeiden. Auch am Vorderarm finden sich normalerweise brauchbare Venen, doch wird ihre Punktion durch die starke Verschieblichkeit erschwert. Ebenso eignen sich tieferliegende Gefäße, die zwar unsichtbar, aber gut zu tasten sind. Ihre Palpierung und Unterscheidung von Sehnen ist eine Frage nur kurzer Übung.

Die Haut wird mit Alkohol desinfiziert und an der vorgesehenen Stichstelle eine intrakutane Novokainquaddel gesetzt. Diese Maßnahme ist zwar nicht unerläßlich, wird aber allgemein als sehr schonend und dankbar empfunden und erhöht die Eleganz des Verfahrens. Die Infiltration bis an die Venenwand heranzuführen, halten wir für überflüssig und angesichts der Möglichkeit, dabei die Vene anzustechen, für komplizierend.

Der Vorgang. Mit der Kanüle A, an welcher der am anderen Ende die Kanüle B tragende Schlauch sitzt, wird die Vene

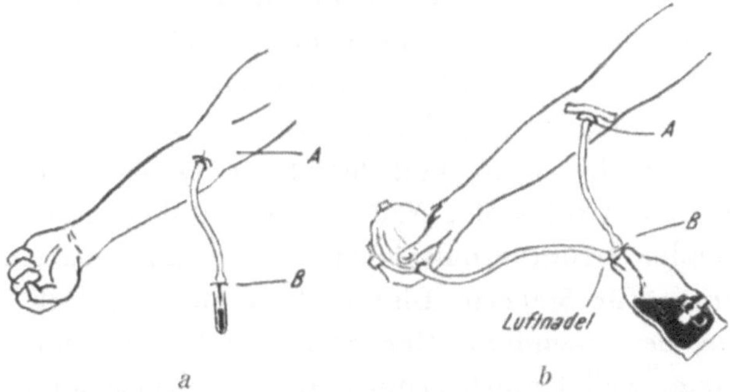

Abb. 2. *a* Blutabnahme in das Wassermannröhrchen. *b* Das Abfüllen der Konserve.

punktiert. Man sticht direkt über der Vene in einem Winkel von 30° zur Hautoberfläche ein. Nach Durchsetzen der Haut wird die Kanüle mit einem bemessenen Ruck in die Vene gestoßen und nach Möglichkeit etwas im Lumen vorgeschoben. Ob die Punktion der Vene in der Richtung mit oder gegen den Blutstrom erfolgt, ist bei ihrer prallen Stauung bedeutungslos. Die Kanüle wird mit einem Leukoplaststreifen in der Längsrichtung der Vene fixiert.

Kanüle B wird zunächst in ein steriles Wassermannröhrchen gehalten und dieses mit 5 ccm Blut angefüllt.

Während hierauf der Arzt den Schlauch mit den Fingern abklemmt, perforiert die assistierende Schwester mit Kanüle B die Gummiplatte der Flasche, der Arzt gibt die Leitung frei und das Blut strömt in die Flasche ein. Auf diese Weise geht kein Tropfen verloren und die Geschlossenheit des Systems bleibt von Anfang bis Ende erhalten.

Beim Einfließen des Blutes ist die Flasche zur raschen und innigen Vermischung mit dem Stabilisator schräg zu halten und leicht zu schwenken, doch soll dabei kein Schaum entstehen. Den Ballon der Saugpumpe bekommt der Spender in die Hand des gestauten Armes und betätigt ihn selber. Sobald die Flasche bis zur gewünschten Marke gefüllt ist, wird die Stauung gelöst, der Schlauch abgeklemmt, zuerst Kanüle B aus der Flasche, sodann Kanüle A aus der Vene gezogen. Dadurch erhält man in der Flasche einen gewissen, für die Lagerung des Blutes wünschenswerten Unterdruck.

Die Schnelligkeit, mit der das Blut in die Flasche fließt, hängt ab von der Weite und dem Füllungszustand der Spendervene, vom Kaliber der Nadeln und von den in der Flasche herrschenden Druckverhältnissen. Sie beträgt zwischen 4 und 10 Minuten für 500 ccm Blut und ist ohne Einfluß auf das Befinden des Spenders. Der Strom soll stetig und gleichmäßig sein, weil Unterbrechung oder Verlangsamung zu Gerinnung führen. Ein Kollaps der Vene, wie er durch zu starken Sog oder schlechte Lage der Kanüle A verursacht sein kann, ist darum zu vermeiden. Die Saugpumpe beschleunigt das Einströmen des Blutes, ist aber darüber hinaus für den Vorgang ohne Bedeutung und kann auch weggelassen werden. Dies gilt jedoch nicht für jene Kanüle, an welche die Saugpumpe angeschlossen wird; sie ermöglicht den Druckausgleich zwischen Spendervene, Flascheninnerem und Außenluft und ist daher von entscheidender Wichtigkeit.

Noch während des Abfüllens wird zur Vermeidung von Verwechslungen das Wassermannröhrchen mit Leukoplast an die Flasche geklebt. Nach Herausziehen der Kanülen sorgt ein Kollodiumanstrich der Gummiplatte zusätzlich für luftdichten Abschluß. Die fertige Konserve wird mit fortlaufender Protokollnummer, Datum der Abnahme, genauer Blut-

und Rhesusgruppe, WaR beschriftet und ihm Kühlschrank gelagert.

Abnahme mit Vakuum-Flaschen: Die Blutabnahme mit evakuierten Flaschen gestaltet sich insoferne anders, als dabei keine Luftkanülen eingeführt zu werden brauchen. Die Flasche wird umgekehrt gehalten und Kanüle B von unten her durch die Gummiplatte gestochen.

Je nach Stärke des Unterdruckes wird das Blut mehr oder weniger heftig angesaugt. Der Vorteil dieser Methode liegt in 1. ihrer Schnelligkeit, 2. der Tatsache, daß die Gummiplatte einmal weniger perforiert wird, 3. der Tatsache, daß sich Blut und Stabilisator sofort aufs engste vermischen. Ihre Nachteile sehen wir in folgenden Punkten:

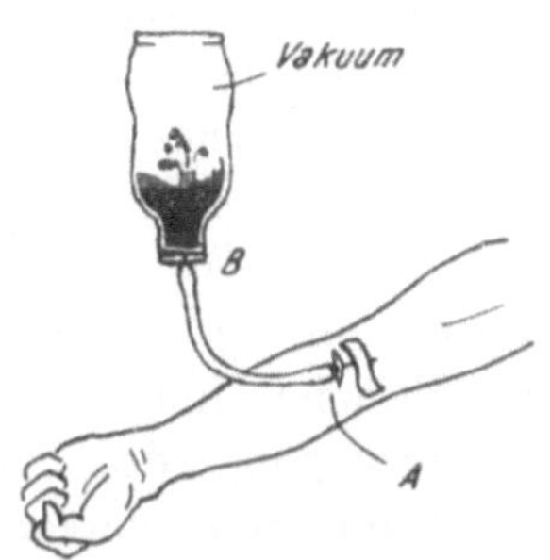

Abb. 3. Die Blutabnahme mit Vakuum-Flaschen.

1. Der im Autoklaven erzielte Unterdruck ist unterschiedlich und weicht von dem wünschenswerten Optimum von 540 mm Hg nach beiden Seiten bis zu unbrauchbaren Werten ab. Ist er zu gering, so füllt sich die Flasche nur zum Teil und der Druck des in die Flasche hineingestauten Venenblutes führt zu Kompression der enthaltenen Restluft. Diese tamponiert ihrerseits alsbald den Bluteinstrom. Wird nun in der Meinung, daß an dieser Unterbrechung eine zu straffe Stauung schuld sei, die Staubinde gelockert und die Flasche zur Kontrolle etwa einströmenden Blutes mit dem Boden nach unten gedreht, so entlädt sich der Überdruck aus der Flasche unter schlürfendem Geräusch in die Spendervene. Auf diese Art kann sich ein mangelhafter Unterdruck in einen Überdruck in der Flasche verwandeln und eine Luftembolie bewirken. In der amerikanischen Literatur findet sich ein derartiger Todesfall veröffentlicht. — Ein zuverlässiger, bestimmtgradiger Unterdruck wird nicht im Autoklaven, sondern nur mit einer Vakuumpumpe erzielt.

2. Der starke Sog in der Leitung führt häufig zu Kollaps der Vene und mitunter auch des Schlauches, weshalb er sich steuern und dosieren lassen muß. Die gewöhnlichen Schlauchklemmen bewähren sich hiefür weniger als in Kanüle B eingebaute, regulierbare Ventile. Sie sind aber kostspielig und schwer zu reinigen.

3. Es hat den Anschein, als ob eine Anzahl Erythrozyten dem plötzlichen Gasdrucksturz nicht gewachsen sei und beim Hineingerissenwerden ins Vakuum zerplatze. Die nur bei dieser Abnahmemethode beobachtete Spontanhämolyse ließ sich bei sorgfältiger Nachprüfung auf keine andere Ursache zurückführen.

4. Methoden, die mit stärkeren Unterdruckwerten arbeiten, erfordern Gummiverschlüsse von besonderer Form und Starre, weil einfache Gummiplatten vielfach in die Flaschen hineingerissen werden.

Versorgung des Spenders. Nach dem Aderlaß muß die Punktionsstelle versorgt werden. Man bezweckt damit, eine Nachblutung nach außen oder ins Gewebe zu verhindern, die Heilung der Wunde zu fördern und sie vor Infektion zu schützen. Dies geschieht in der Weise, daß die Staubinde vor Entfernung der Kanüle A gelöst wird und man sofort nach Herausziehen der Kanüle die Stichstelle mit einem sterilen Tupfer komprimiert. Dabei ist es zweckmäßig, den Arm gestreckt hochheben zu lassen. Die Punktionswunde ist normalerweise in wenigen Minuten geschlossen und wird sodann mit einem Stück klebenden Schnellverbandes (Hansaplast) bedeckt. Sollte die Blutung noch nicht ganz stehen, muß ein steriler Gazebausch aufgelegt und mit einer zirkulären Binde festgehalten werden.

Zwischenfälle und Komplikationen von Seiten des Spenders. Lokal kann es zur Bildung von Blutergüssen oder zum Auftreten einer Dermatitis durch Jod- oder Leukoplastüberempfindlichkeit kommen. Eindringen von Eitererregern in die Subkutis kann zu Lymphangitis, Abszeß oder Phlegmone, Infektion der Venenwand zu Thrombophlebitis führen. Von allgemeinen Störungen steht an erster Stelle die Synkope, deren Auftreten vorwiegend bei jungen Menschen, Neurotikern, asthenischen Typen, Nüchternen, Angehörigen sitzender Berufe, menstruierenden Frauen beobachtet und nicht zuletzt durch den Schmerz einer wenig schonend durchgeführten Prozedur provoziert wird. Man muß mit ihr bei jedem Spender rechnen und ihn deshalb noch mindestens fünf Minuten nach dem Aderlaß flach liegen lassen.

Viel ernster zu bewerten ist die bereits erwähnte Luftembolie (s. auch S. 41). Wenn es durch unachtsames Hantieren dazu kommen sollte, so muß der Patient sofort auf die linke Seite gelegt und mit Sauerstoff beatmet werden. Sofern die intravaskuläre Luftmenge 30 ccm nicht übersteigt, ist die Prognose günstig (De Gowin).

Vergütung der Blutspende. Bei der Entlassung erhält der Spender den Ausweis mit der eingetragenen Blutabnahme zurück und die Auszahlungsanweisung für die Verwaltungskasse.

Anmerkung: Wesentlich für reibungsloses Arbeiten beim Herstellen der Blutkonserven ist die Bedingung, daß nach Möglichkeit immer ein und dieselbe ausgebildete und eingearbeitete Mannschaft damit befaßt sein soll. Exaktheit, Aseptik, Ruhe und Kundenpsychologie sind die an sie gestellten Forderungen.

Das Konservenblut.

Veränderungen während der Lagerung. Unmittelbar nach der Abnahme des Blutes beginnen sich seine korpuskulären Elemente zu sedimentieren und haben sich nach etwa 48 Stunden vollkommen abgesetzt, wobei sie eine etwa zwei Fünftel der Konserve betragende, dunkelrot gefärbte, opake Schichte bilden, über der hellgelb bis grünlich das Plasma steht.

Die biologischen und biochemischen Veränderungen sind folgende.

Die Erythrozyten zeigen innerhalb der maximalen Gebrauchsfrist von drei Wochen keine Abnahme der Zahl, wenn auch schon in den ersten Tagen vereinzelt Mikrozytose und Stechapfelformen zu sehen sind. Mit zunehmendem Alter kommt es durch Hb-Verlust zu Abblassung und bläulicher Metachromasie. Die polymorphkernigen Leukozyten sind nach einer Woche zugrunde gegangen. Die eosinophilen und Monozyten degenerieren noch schneller, wogegen die Lymphozyten bis zu 50 Tagen am Leben bleiben können. In der ruhenden Konserve schwimmen die weißen Blutzellen oben auf der Erythrozytenschichte zunächst nur als Anreicherung, später als zusammenhängende Membrane, die Leukozytenhaut oder — fälschlich — Leukozytenthrombus genannt wird. Dieser Vorgang hat mit Gerinnung nicht das mindeste zu tun und ist für die Transfusion nur so weit von Bedeutung, als er bei Fehlen eines Siebes zur Verstopfung des Systems führen kann.

Die Thrombozyten verhalten sich ähnlich wie die Leukozyten.

Was die biologischen Veränderungen des konservierten Blutes betrifft, so bleibt seine Sauerstoffkapazität von der Hämolyse unbeeinträchtigt, da sie nur von dem Gesamtgehalt an Hämoglobin abhängt, gleichgültig, ob dieses frei oder an die Erythrozyten gebunden ist. — Die Fähigkeit der Phagozytose geht in der ersten Woche rasch zurück und ist mit dem Zugrundegehen der Leukozyten am siebenten Tage erloschen. — Nach Meinung vieler Bearbeiter fallen Malariaplasmodien bis zum vierten, Spirochäten bis zum fünften Tage der bakteriziden Kraft des Blutes zum Opfer, doch lassen neuerliche Veröffentlichungen diese Feststellung zweifelhaft und eine gewisse Vorsicht in dieser Richtung als geraten erscheinen. Strepto-, Staphylokokken und Kolibazillen sowie die Erreger der kontagiösen Hepatitis werden nicht abgetötet. — Die immunbiologischen Eigenschaften (Antikörper) halten sich, im Gegensatz zum Trockenserum, nur bis zum fünften Tage, mit Ausnahme des Diphtherie-Antitoxins, dessen Wirksamkeit sich auch im konservierten (flüssigen) Plasma vier Monate lang nachweisen läßt. Das Komplement verliert nach zwei Wochen teilweise, nach drei Wochen gänzlich seine Aktivität. Die agglutinierende Kraft des Plasma sinkt in drei Wochen auf die Hälfte, die Agglutinabilität der Erythrozyten ist erst nach vier bis fünf Wochen, also praktisch bedeutungslos, abgeschwächt. Entsprechend dem Verlust an Komplementaktivität erlischt in derselben Zeit auch die Hämolysinwirkung des Plasma. — Der Prothrombingehalt als solcher sinkt, entgegen einer bisher allgemeinen Anschauung, im Konservenblut anscheinend nicht ab. Die stetige Verlängerung der Prothrombinzeit erklärt sich nach Quick aus dem Verschwinden des sogenannten „labilen Gerinnungsfaktor", eines Aktivators der ersten Gerinnungsphase.

Die Bedeutung des Blutzuckers kann primitiv, aber anschaulich charakterisiert werden als eine Art Energiequelle für den Stoffwechsel der roten Blutkörperchen. Er wird glykolytisch abgebaut und zeigt entsprechend ein stetiges Sinken seines Spiegels. In demselben Maße sinkt der Sauerstoffgehalt und steigt die Konzentration der Plasmamilchsäure, während die Alkalireserven gleichlaufend zurückgehen und es durch Umwandlung des Hämoglobins zur Anreicherung mit Gallenfarbstoffen kommt.

Als früheste chemische Veränderung des Konservenblutes tritt die Kaliumvermehrung im Plasma auf. Sie geht auf eine Änderung der Zellpermeabilitätsverhältnisse zurück, wobei die Zellen zunächst für Innenkationen durchgängig werden. es damit zum Austritt des Kalium kommt, zu dem sich später auch noch die Durchlässigkeit für Außensalze gesellt. Die steigende K-Konzentration des Plasma ist entgegen einer weitverbreiteten Anschauung kein Vorläufer der Hämolyse und auch kein Maßstab für sie. Für die Verwertbarkeit der Blutkonserve ist sie ohne Bedeutung. — Unverändert bleiben Reststickstoff und Kalzium, während Natrium abnimmt und auch Magnesium austritt. Die Plasmaproteine verändern sich nur unwesentlich. Viskosität und Gefrierpunktserniedrigung nehmen zu. Die Chloride bleiben konstant, die Senkungsgeschwindigkeit verringert sich und ist nach zehn Tagen kaum mehr meßbar. Mit zunehmender Ansäuerung geht der Wasserstoffexponent zurück.

Die Lagerung der Blutkonserve. Vornehmstes Ziel aller Maßnahmen während der Aufbewahrungszeit ist ein möglichst hohes Lebensalter der Erythrozyten und Hinauszögern der Hämolyse. In dieser Absicht werden die Flaschen bei +2 bis 4° C tiefgekühlt gehalten, einer Temperatur, welche die Lebensvorgänge des Blutes bis eben noch an die Grenze des Physiologischen verzögert. Strenge zu vermeiden ist jedes Gefrieren des Blutes, weil es den Tod des Organes zur Folge hat, was sich beim Wiederauftauen in schlagartiger Hämolyse äußert.

Es ist klar, daß sich auch jedes vorzeitige oder überflüssige Erwärmen einer Konserve — etwa bei einer vorgesehenen, dann aber aufgeschobenen Transfusion — schädlich auswirkt.

Ebenso ist das Blut vor mechanischen Insulten jeder, auch der geringsten Art zu bewahren, weil alternde Erythrozyten gegen jede Erschütterung sehr anfällig sind. Nicht nur robustes Schütteln, sondern auch ein vorsichtiger Transport können den Eintritt der Hämolyse bis zum Unbrauchbarwerden der Konserve provozieren, ja selbst die Vibration eines nicht erschütterungsfreien Kühlschrankes kann die Lebensdauer der Blutkörperchen empfindlich abkürzen. Die verhängnisvolle Auswirkung eines mechanischen Schadens steht in direktem Verhältnis zu dem Alter der Konserve sowie zu deren Umfang, weil bei erhöhtem Massendruck die einzelne Zelle nachhaltiger als bei kleinen Konserven betroffen ist.

Weiterhin wünschenswert sind Schutz vor Lichteinwirkung — im Kühlschrank eo ipso — und Unterdruck. Sauerstoffanreicherung ist wertlos, Überdruck schädlich.

Zur Bekämpfung oder Niederhaltung einer Infektion haben sich antibakterielle Zusätze bisher nicht bewährt, ja sogar, soweit es sich um eiweißfällende Substanzen handelt, als schädigend erwiesen. Aseptischer Vorgang beim Abfüllen und luftdichter Abschluß der Konserven bieten immer noch den sichersten Schutz vor infektiöser Verunreinigung, Tiefkühlen verhindert das Angehen einer solchen.

Das Aussehen der Konserve. Die Verwendbarkeit einer Konserve läßt sich makroskopisch an der normalen Färbung des Plasma und der scharfen Trennungsfläche zwischen diesem und der Blutkörperchenschichte erkennen. Ein orangefarbener bis rötlicher Saum über der letzteren deutet auf beginnende, eine diffuse Himbeerrotfärbung des Plasma auf fortgeschrittene, Verschwinden der Grenzfläche auf totale Hämolyse.

Milchige Trübung des Plasma hat mit hämolytischen Vorgängen oder Verunreinigung nichts zu tun, sondern kennzeichnet eine besonders starke Anreicherung mit Lipoidkörpern, wie sie auftritt, wenn das Blut kurz nach einer Mahlzeit des Spenders abgenommen wurde. Auch können bei vorgeschrittenem Alter der Konserve Präzipitationsvorgänge der Globuline das Plasma trüben. Diese Erscheinung beeinträchtigt die Brauchbarkeit des Blutes im allgemeinen nicht und wird zu Unrecht für unerwünschte Reaktionen der Empfänger verantwortlich gemacht.

Konserviertes Blut, das beginnende Hämolyse anzeigt, wird von einem ausgebluteten oder schockierten, aber organisch gesunden Empfänger ohne nachteilige Folgen meist vertragen, soll aber grundsätzlich von der Verwendung ausgeschlossen werden, wenn genügend einwandfreie Konserven zur Verfügung stehen. Da mit der Blutkonservierung grundsätzlich keine zeitlichen Rekorde aufgestellt werden sollen, tut man besser, abgelaufene Konserven auch bei einwandfreiem Aussehen auszuscheiden und ihr Plasma, ebenso wie bei beginnender Hämolyse, abzuhebern und gesondert aufzubewahren. Es kann dies, wie uns tunlich erscheint, nach Gruppen getrennt geschehen oder auch in Mischung verschiedener Blutgruppen, wobei sich die Antikörper gegenseitig abschwächen sollen. Für die meisten Hypoproteinämien stellt es ein ideales Substitut dar. Über die Gewinnung von Plasma aus Blutkonserven s. S. 62.

Indikationen für Konservenblutübertragung.

Die Indikationsstellung für Konservenbluttransfusionen deckt sich in vielem mit der für Frischblutübertragungen, hat aber in mancher Hinsicht Erweiterungen erfahren, die sich nicht allein aus der leichteren Verfügbarkeit über Blutkonserven und einer etwa damit zusammenhängenden, größeren Transfusionsfreudigkeit erklären. Da die Medikation von Frischblut und Konservenblut im klinischen Betriebe nebeneinander besteht, vielfach durch technische Gesichtspunkte bestimmt wird und die Wirksamkeit beider sich meist nicht grundsätzlich, sondern nur graduell unterscheidet, erscheint es sinnvoll, im folgenden auch ihre Anwendbarkeit gemeinsam und vergleichsweise darzustellen.

Die gesicherte substantielle Wirkung übertragenen Blutes begründet sich je nach dem Bedarf des Empfängers auf folgende zwei Grundmöglichkeiten: Ersatz seines Volumens oder Ersatz seiner biologischen Potenz. Dementsprechend lassen sich zwei Hauptindikationsgebiete unterscheiden:

1. Quantitative Blutdefekte mit hauptsächlicher Störung der Hämodynamik. Diese Zustände werden auch S c h o c k genannt.

2. Qualitative Blutdefekte mit Störungen seiner biologischen Funktionen.

Die Schockzustände. Die Beurteilung des Nutzens einer Bluttransfusion beim Schock setzt eine genaue Kenntnis dieses komplizierten und durchaus nicht einheitlichen pathologisch-physiologischen Vorganges voraus. Erst wenn der Therapeut über die Besonderheit des vorliegenden Schockbildes Klarheit gewonnen hat, kann er zweckentsprechende und kausale Maßnahmen treffen, zu denen die Bluttransfusion nicht immer gehören muß. So wird der größte Nutzen einer

Blut- oder Plasmaübertragung immer dann beobachtet, wenn eine Herabsetzung der Gesamtblutmenge vorliegt, ungeachtet der Ursache, und gleichzeitig durch Zentralisation der verfügbaren Blutbestände in die herznahen, lebenswichtigen Bezirke sich die Unversehrtheit der Kreislauffunktion dartut. Wie noch zu besprechen, entwickelt sich dagegen im Verlaufe einer Wundinfektion häufig ein Kollaps mit relativer Oligämie, bei dem Transfusionen einen nur vorübergehenden Effekt haben, während paralytische Kollapszustände mit großer Blutdruckamplitude (primärer Schock) durch eine Volumsübertragung weder behoben noch gebessert werden können.

Als Schock bezeichnet man allgemein jedes Mißverhältnis zwischen dem Blutstrombett und dessen Inhalt zu Ungunsten des letzteren. Es kann durch Erweiterung des vaskulären Gesamtraumes (primärer Schock) oder durch Verringerung der zirkulierenden Blutmenge (Blutverlust = sekundärer Schock) entstehen. Ursächlich lassen sich unterscheiden: 1. der neurogene Schock als Ausdruck des herabgesetzten Vasomotorentonus, 2. der vasogene Schock durch Dilatation der Gefäße als Folge eines unmittelbar an ihrer Wand angreifenden Toxins und 3. der hämatogene Schock, charakterisiert durch Verlust an Blutvolumen.

Nachstehendes, von Hardin aufgestelltes Schema vermittelt einen guten Überblick über die Patho-physiologie der verschiedenen Schockzustände (s. S. 24).

Der Entstehungsmechanismus des sekundären Schocks bringt mit sich, daß wir vor allem in ihm ein Indikationsgebiet für Blutübertragungen sehen, sei es, daß es eine verlorene Vollblutmenge oder auch nur einen bestimmten Bestandteil der Blutflüssigkeit zu substituieren gilt. Dementsprechend kann man unterscheiden zwischen Vollblutverlust, Plasma- oder Blutwasserverlust.

Der Blutverlust (Entblutung, auch „Wundschock" genannt). Der Verlust von ein Drittel bis einem Fünftel der Gesamtblutmenge wird im allgemeinen durch Kreislaufkompensation ohne schwerere Schäden toleriert, Verlust von einem Drittel ist lebensbedrohlich und Verlust der Hälfte oder mehr führt als direkte Folge des Volumsmangels den Tod herbei. Im schweren Entblutungszustand ist die Haut trocken, totenbleich und kalt. Die Gefäße sind meist als harter Strang (also kein „Kollaps“!) ohne peripheren Puls tastbar. Der Karotispuls zeigt eine Frequenz von 120 bis

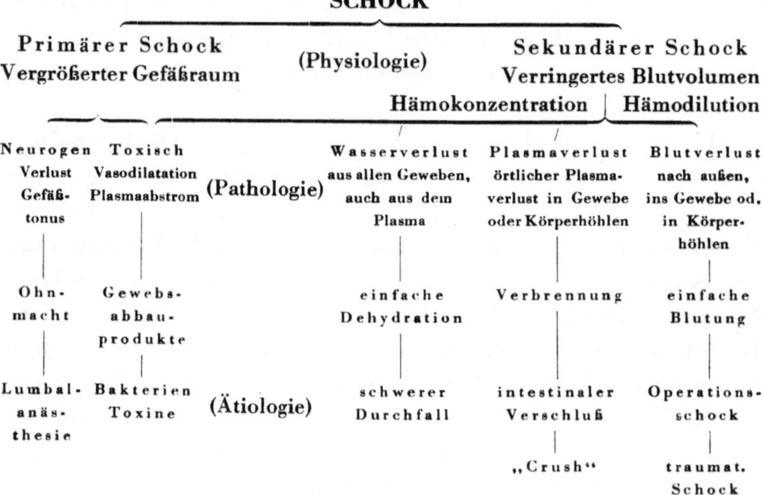

160/min und ist verhältnismäßig kräftig. Das Sensorium ist bis in das agonale Stadium hinein erhalten, die Stimmung ist apathisch, Reflexe und Sensibilität sind dank der ausreichenden zentralen Versorgung normal. Zugleich besteht starkes Durstgefühl. Eines der wichtigsten pathognomonischen Zeichen ist jedoch die Blutdrucksenkung auf 80/40 oder gar 60/20 mm Hg.

Pathologische Physiologie: Der Verringerung des Stromvolumens sucht der Organismus dadurch zu begegnen, daß 1. das Herz die Abnahme des venösen Blutangebotes durch erhöhte Schlagfrequenz kompensiert und damit die in der Zeiteinheit geförderte Blutmenge konstant erhält.

Weiters wird durch 2. Kurzschluß arteriovenöser, präkapillärer Verbindungswege und Abdrosselung der distalen Bezirke das verfügbare Blut in die herznahen, lebenswichtigen Organe versammelt (zentralisiert). 3. Von bescheidenerem kompensatorischen Wert ist die Stützung des Stromvolumens durch Aufbietung des Gewebswassers, weil dieser Vorgang nur langsam erfolgt und durch die Menge an verfügbarem Wasser eng begrenzt ist. — Erst bei Blutverlust von 30 % und mehr reicht diese Notregulation nicht mehr aus und bricht zusammen — wahrscheinlich als Folge der zentralen Anämie und Anoxie mit konsekutivem paralytischem Gefäßkollaps. In dieser Phase kommt es über einen noch nicht geklärten Mechanismus zum Absacken der Erythrozyten in das periphere, kapillare Strombett und dadurch zu einer zusätzlichen Anämisierung der Zentren. Je länger dieser Zustand anhält und je tiefer er wird, desto schwerer sind die dem Gewebe durch Anoxie, Grundumsatzsenkung und eventuell auch zunehmende Säuerung des Blutes zugefügten Schäden. Erreichen sie einen pessimalen Grad, können sie durch keinerlei Therapie mehr beseitigt werden. Der Schock ist in das irreversible Stadium übergegangen und der tödliche Ausgang nicht mehr aufzuhalten.

Behandlung: Hier sind Kollapsmittel und zentrale Analeptika wertlos. Der Ersatz der verlorengegangenen Flüssigkeitsmenge durch Vollblut ist das Mittel der Wahl, und zwar in einer Anfangsdosis von 1250 bis 2500 ccm. Ob mit Frisch- oder Konservenblut ist bedeutungslos, doch wird man angesichts der benötigten, großen Mengen dem Konservenblut den Vorzug geben. Beim schweren Wundschock empfiehlt sich, die ersten 500 ccm innerhalb von fünf Minuten und weitere 500 ccm während der folgenden halben Stunde zu verabreichen, wobei eine Kanüle von entsprechender Stärke gewählt werden soll. Sobald der systolische Druck 100 mm Hg erreicht hat, kann die Transfusionsgeschwindigkeit auf 10 ccm/min herabgesetzt werden. — Als zusätzliche Hilfsmaßnahmen sind von Nutzen: 1. Wärmeapplikation ohne

Überhitzung, 2. Hochstellen des Bettfußendes, ausgenommen bei Atembeschwerden, Thorax- oder Schädeltraumen, 3. Sauerstoffbeatmung und 4. Schmerzbekämpfung. Hinsichtlich dieser ist bei Morphingaben Vorsicht am Platze, weil bei den zunächst schlechten Transportverhältnissen im Gewebe ein Depot kaum abgeleitet und entsprechend wenig wirken wird. Läßt man sich deshalb zu wiederholten Injektionen verleiten, so kann es bei Wiedererstarken des Kreislaufes geschehen, daß der Organismus mit einer toxischen Dosis des Medikamentes überschwemmt wird.

Anmerkung: Es versteht sich, daß bei abundanter Blutung nach außen oder in eine Körperhöhle zunächst ihre Quelle verstopft werden muß. Darüber hinaus ist aber die interessante Tatsache zu beachten, daß auch Frakturen zu überraschend hohen Blutverlusten ins Gewebe führen. Durch exakte Ruhigstellung der reponierten Bruchstücke wird man einer Vergrößerung des Extravasates vorbeugen.

Der sogenannte Operationsschock geht nicht sosehr auf vegetativ nervöse Insulte und reflektorische Kollapszustände als vielmehr auf den Blutverlust während des Eingriffes zurück (Baranofsky, Gatch, Little, White, Buxton). Er ist mithin nur eine ätiologische Sonderform des Entblutungszustandes. Seine Entwicklung geht nicht parallel dem Blutverlust und allmählich, sondern manifestiert sich sprunghaft in dem Augenblick, wo die kompensatorische Regulation zusammenbricht. Es ist zweckmäßig, diesem Ereignis prophylaktisch durch Tropftransfusion während der Operation entgegenzuwirken.

Der Plasmaverlust: a) Verbrennung. Der Verbrennungsschock geht auf einen durch Lahmlegung der Vasomotoren und Kapillarstase verursachten Plasmaverlust nach außen und in das betroffene Gewebe zurück mit konsekutiver Hämokonzentration. Dementsprechend wird eine Substitutionsbehandlung in erster Linie darauf hinzielen, das Plasmadefizit zu beseitigen. Gegen die regelmäßig jeder größeren Verbrennung folgende sekundäre Anämie wird man jedoch am wirksamsten durch Vollblutübertragung ankämpfen. Diese durch die Verbrennung bedingte Einbuße an roten Blutkörperchen und Plasma entwickelt sich allmählich und hält bis zu drei Tagen an, weshalb mit einer einzigen Transfusion noch nicht allzuviel getan ist, sondern der Kranke während dieser Zeit einer besonderen Überwachung und Fürsorge bedarf, zu der vor allem wiederholte Blut- und Plasmaübertragungen gehören. Ihr Ausmaß richtet sich nach dem Bedarf des Patienten, d. h. nach Blutdruck, Hb-Wert und Diurese. Letztere soll 50 bis 100 ccm Harn pro Stunde betragen und gilt nicht nur als Indikator für die Wasserbilanz des Körpers, sondern auch für die Normalisierung des Kreislaufes. Die Wirkung des Vollblutes auf Verbrannte wird von Evans und Biggs folgend zusammengefaßt: Vorbeugung der Anämie, Bekämpfung der Toxämie, Stützung des Plasmaeiweißspiegels und beschleunigte Überhäutung der betroffenen Hautpartie.

Eine sehr wesentliche Unterstützung erfährt die Transfusionsbehandlung bei diesen Kranken durch peroral oder rektal zugeführtes Wasser. Moyer u. a. empfehlen, bei jeder Transfusion 8,0 g Natriumbikarbonat intravenös zu verabreichen (s. S. 40).

b) Quetschsyndrom („Crush"). Hier werden durch anaeroben Abbau gequetschten oder ischämischen Muskelgewebes Nephrotoxine mit gefäßwandaktiver Wirkung frei (wahrscheinlich Adenosinphosphorsäureverbindungen), die, ähnlich wie es bei der Verbrennung der Fall ist, zum Entweichen des Plasma aus der Gefäßbahn und darüber hinaus durch Erbrechen zu Hypochlorämie und Wasserverlust führen. Am prägnantesten ist ihr Angreifen an den Nieren, wo sie anatomisch Schäden an den unteren Tubulusepithelien setzen und funktionell Oligurie bewirken (s. S. 39). Lokale Toxinwirkung und gestörte Blutzirkulation halten die Niere in einem circulus vitiosus gefangen, verringert sich doch die Durchströmung der Nieren bei einer im Schock auf etwa die Hälfte reduzierten Zirkulationsmenge auf ein Zehntel bis ein Zwanzigstel, wobei die resultierende Anoxie für Ausmaß und Reversibilität des Schadens maßgibt. Es leuchtet ein, daß dieser Kreis in erster Linie durch Auffüllung des Gefäßsystems zu durchbrechen ist. Plasma stellt den physiologischen Ersatz dar. Gewöhnlich werden in den ersten 48 Stunden große Mengen gebraucht, die durch Vollbluttransfusionen ergänzt werden können und sollen, sofern keine Hämokonzentration vorliegt.

c) Magen-Darmschäden mit Plasmaverlust: Volvulus, Invagination, Brucheinklemmung, Mesenterialthrombose und auf das Abdomen einwirkende Traumata. Der Plasmaabstrom in die Bauchhöhle und in das entsprechende Hohlorgan kann bereits einen Schock auslösen. Erbrechen mit Verlust an Elektrolyten kann das Bild komplizieren.

Der Blutwasserverlust (Dehydrationsschock). Das Defizit betrifft niemals das Blutwasser allein, sondern daneben auch die Elektrolytsubstanzen. Zum Beispiel führt das Erbrechen bei Pylorusstenose zu Verlust an Säuren, der heftige Durchfall zu Absinken des Alkalispiegels. Bei exzessivem Wasserverlust kann das Blutvolumen so sehr verringert sein, daß auch auf diesem Wege der Schockzustand entsteht, wie es bei der Cholera und der alimentären Toxikose des Säuglings der Fall ist.

Die chronische Anämie. Während bei der akuten Hämorrhagie der Volumsmangel des Blutes zum Tode führt, ist dies bei der chronischen Anämie der Blutfarbstoffmangel mit Werten unter 30 %.

Das Hb-Defizit, entstanden durch wiederholte, kleine Blutverluste, chronische Infekte, maligne Prozesse, Eisenmangel, Blutdyskrasie wird am vorteilhaftesten durch Erythrozytenkonzentrat (d. i. die sedimentierte Zellschichte der Blutkonserve) bei gleichzeitig bestehender Hypoproteinämie durch Vollblut ausgeglichen. Bei allen Erkrankungen des Blutes und der Erythropoese spielt die Transfusion weniger die Rolle einer Ersatz- als vielmehr einer Reizbehandlung. Sie muß so früh einsetzen, daß die Blutbildungsstätten auf den Reiz noch ansprechen können. Bei der Biermerschen Anämie kann die Transfusionstherapie die übrige Behandlung unterstützen und ist auch bei der Agranulozytose (Hoche, Jagic, Oehlecker) zu versuchen. Bei Leukopenie und Thrombopenie ist sie von nur theoretischer Bedeutung, weil zur verhältnismäßigen Substitution zu gewaltige Mengen Vollblutes benötigt würden. Beim hämolytischen Ikterus und den Leukämien ist bei der Medikamentation von Blut eine gewisse Vorsicht am Platz.

Die chronischen Hypoproteinämien. Sie können auftreten bei der alimentären Dystrophie, Leberzirrhose, Tumormarasmen, Nierenleiden, gewissen Magendarmerkrankungen (besonders bei der alimentären Säuglingstoxikose) und der pyogenen Kachexie (Wundeiterung).

Bei dem letztgenannten Krankheitsbild sind die Verhältnisse besonders gelagert und dem Therapeuten im Gegensatz zu den vorerwähnten Zuständen vielfach weniger geläufig, so daß ein näheres Eingehen gerechtfertigt erscheint.

Der Substanzverlust im Verlaufe einer febrilen Wundeiterung setzt sich aus dem Proteingehalt des abfließenden Wundsekretes sowie dem Ausmaß der pyrogenen Eiweißeinschmelzung zusammen und kann durch Resorption von Aminosäuren aus dem Darm in vielen Fällen nicht wettgemacht werden. Im Gegensatz zum akuten Blutverlust, wo der Plasmaeiweißgehalt vorübergehend extrem niedrige Werte erreicht, findet sich hier ein oft um nur 1,0 bis 1,5 g% erniedrigter, meist aber annähernd normaler Plasmaspiegel. Der Hb-Bestand des Körpers ist bei chronischem Eiweißmangel in der Regel auf zwei Drittel bis die Hälfte reduziert. Die Erythroblasten sind numerisch nicht verringert, bieten aber qualitativ Zeichen einer Reifungshemmung. Die noch verfügbaren Proteinbestände bestimmen und beschränken das Ausmaß der Erythropoese. Diese setzt mit Beseitigung des Eiweißmangels in vollem Umfange wieder ein.

Darüber hinaus kann in einem Teil der Fälle eine aliquote Menge des Blutplasma unter Übertritt ins Gewebe die Gefäßbahn verlassen und hierdurch zu einem echten Volumsmangel (Schock) führen, der sich durch Auffüllung des Kreislaufes leicht beseitigen läßt.

So ist in der Blut- oder Plasmaübertragung neben der chirurgischen Beseitigung des putriden Herdes das einzig wirksame Verfahren zur Verringerung oder Kompensierung des fortschreitenden Eiweißverlustes gegeben. Die im Transfusionsblut enthaltene Eiweißmenge wird zur Gänze retiniert, die übertragenen Erythrozyten werden je nach Bedarf zum größeren oder kleineren Teile dem Eiweißstoffwechsel des Empfängers zugeführt (D u e s b e r g).

Hat die Hypoproteinämie in einem der aufgezählten „internistischen" Krankheitsbilder ihre Ursache, so wird die parenterale Zufuhr von Plasmaproteinen zweckmäßig — und auf das betreffende Zustandsbild abgestimmt — ergänzt durch Eiweißnahrung oder intravenöse Zufuhr von Aminosäuren. In diesen Fällen ist der laufende Eiweißbedarf zu groß, um ausschließlich durch Blut- oder Plasmaübertragung gedeckt werden zu können.

Blutstillung. An hämostatischer Wirkung scheint die Blutkonserve dem Frischblut unterlegen zu sein, sie sei denn nicht älter als zwei bis drei Tage. Der beste Effekt ist bei parenchymatösen, cholämischen Blutungen zu verzeichnen, doch sind auch bei der Behandlung der Hämophilie die Ergebnisse ermutigend.

In der Mehrzahl der Fälle geht die Bluterkrankheit auf ein Defizit an einem spezifischen Globulin zurück, dessen Beziehung zum Fibrinogen (Präzipitation zusammen mit Fibrinogen in Fraktion I) kürzlich entdeckt wurde (M i n o t). Es findet als „Antihämophiles Globulin" in Nordamerika bereits routinemäßige Anwendung. Durchschnittlich 400 mg der Substanz entsprechen hinsichtlich der Normalisierung der Gerinnungszeit 80 ccm Frischplasma, dessen Bedeutung bei uns wohl so lange unerschüttert bleiben wird, als das genannte Präparat nicht auch dem europäischen Markt zugänglich wird. Frischem, gefrorenem oder getrocknetem Plasma sollen vor dem konservierten wesentliche Vorteile zukommen.

Gelegentlich findet sich der Leberzellikterus und das hämolytische Syndrom des Neugeborenen mit einem Prothrombinmangel vergesellschaftet. Ein Ersatz dieses Defektes durch Plasma, frisches oder jungkonserviertes Blut wird vorteilhaft mit hohen Vitamin-K-Dosen zu verbinden sein.

Vergiftungen. Bei Vergiftungen mit Kohlenoxyd, Nitrobenzol, Kalziumchlorid, Pilzen, Schlafmitteln und beim urämischen oder hepatischen Koma sind Blutübertragungen in Form der Exsanguinotransfusion manchmal von Erfolg. D. h. ein Aderlaß von drei Teilen wird durch vier Teile Transfusionsblut ersetzt. Am günstigsten sprechen auf diese Behandlung alle jene Intoxikationen an, bei denen das rote Blutkörperchen selbst Angriffsort der Giftwirkung ist (Methämoglobin etc.).

Akute Infekte. Septische Zustände. Immunotherapie. Nicht die bei der Transfusion zugeführten Abwehrstoffe allein sind es, die den Kampf gegen die Allgemeininfektion aufnehmen sollen; der Körper selbst muß noch neue Kräfte hiezu bilden können. Entscheidend ist die Abwehrlage und bakterizide Kraft des Empfängers, die durch das Transfusionsblut stimuliert werden sollen.

Es hat den Anschein, als sei diese Wirkung bei älteren Konserven stärker. Rascher oft als im klinischen Bild wird sie nach ein bis zwei Tagen als Eosinophilie deutlich.

Im Gegensatz hiezu ist frisches oder nur wenige Tage altes Konservenblut bzw. Plasma dort vorzuziehen, wo es einen Komplementmangel auszugleichen gilt. Der Komplementgehalt kann im Verlaufe schwerer, akuter Infektionskrankheiten und bei der Entwicklung allergischer Phänomene (Serumkrankheit, Streptokokkennephritis) schwinden.

Immunotherapie: Da sich die überwiegende Mehrzahl der Antikörper im konservierten Vollblut kaum über die erste Woche hinaus aktiv erhält, wird die Blutkonserve nur in jenen seltenen Fällen von Wert sein, wo Gewinnung und

Transfusion von Rekonvaleszentenblut in diese Zeitspanne fallen. Dies ist von besonderem Interesse bei der Behandlung des Wundstarrkrampfes (W i n k e l b a u e r), doch werden auch für den mit Rekonvaleszentenblut behandelten Keuchhusten gute Ergebnisse berichtet. Eine größere Stabilität scheint das Diphtherie-Antitoxin zu besitzen.

Sonst besteht die einzige Möglichkeit zur Haltbarmachung von Antikörpern im Gefrieren oder Trocknen des frisch gewonnenen Rekonvaleszentenplasma. Leider stellt aber besonders das letzterwähnte Verfahren (Verdampfen des gefrorenen Plasma im Vakuum) größere technische Anforderungen, als mit dem Betrieb und der finanziellen Kapazität einer klinischen Blutbank vereinbar sind.

Hämolyseunfall. Durch sofortige Transfusion von gruppengleichem Blut lassen sich auf Hämolyse zurückgehende Transfusionszwischenfälle und ihre nephrotischen Folgen oft wirksam bekämpfen.

Komplikationen und Gefahren der Transfusion.

„Es ist eine bedauerliche Erscheinung, daß viele fähige Kliniker, welche die Grundsätze der Diagnostik bei anderen, ihnen begegnenden Krankheitsbildern anwenden, sich damit begnügen, alle abnormalen, bei Blutempfängern auftretenden Manifestationen als ‚Transfusionszwischenfälle‘ zu klassifizieren. Häufig wird nicht einmal der Versuch gemacht, zwischen einzelnen, als Transfusionszwischenfälle bekannten Komplikationen zu differenzieren.“ (Elmer L. D e G o w i n.)

Bei dem Auftreten neuer Krankheitszeichen in z e i t l i c h e r Beziehung zu einer Bluttransfusion ist vorerst zu entscheiden, ob auch eine k a u s a l e Beziehung zwischen beiden besteht, und bejahendenfalls der Typus des Transfusionszwischenfalles zu klären. Diese beiden Fragen können nur durch den Kliniker beantwortet werden, der den Patienten daraufhin eingehend untersucht und seinen Befund mit dem Ergebnis der Laboratoriumsuntersuchung in Einklang bringt. So gibt es z. B. außer hämolysiertem Blut noch zahlreiche weitere Ursachen für Anurie, weshalb eine posttransfusionelle Niereninsuffizienz erst dann der Blutübertragung angelastet werden kann, wenn die Hämolyse evident ist.

Wenn einem chronisch Ausgebluteten in ultimis eine Blutkonserve verabreicht wird und er trotzdem stirbt, so ist dafür die Transfusion nicht ohne weiteres verantwortlich zu machen. Viel näher als eine mögliche Schädlichkeit des Transfusionsblutes liegt in diesem Fall die Tatsache, daß dem Kranken durch die sekundäre Anämie bereits irreversible Schäden erwachsen waren.

Das gleichzeitige Auftreten einer Gehirnthrombose während der Transfusion auf einen atherosklerotischen Empfänger beweist noch keinen ursächlichen Zusammenhang zwischen beiden Ereignissen, und zu Fieberattacken und Schüttelfrösten kann es auch nach Übertragung von nachweislich einwandfreiem Blut kommen, wenn der Empfänger z. B. an einer akuten Pyelitis leidet.

Besondere Vorsicht und Gewissenhaftigkeit sind bei der Beurteilung jener operativen Fälle am Platz, die während eines großen Eingriffes Transfusionen erhielten, aber dem Operationsschock oder der Narkose oder dem Mißverhältnis zwischen Schwere des Zustandes und des Eingriffes trotzdem erlegen sind. Ebenso wie sonst bei Moribunden läßt sich auch hier die Frage des „post" oder „propter transfusionem" durch den Schiedsspruch des Pathologen nicht klären, weil bei der Kürze des posttransfusionellen Überlebens dem Körper keine Zeit bleibt, morphologische, auf einen Transfusionsschaden hinweisende Veränderungen auszubilden. Diese Entscheidung wird überdies durch die Tatsache erschwert, daß unter Allgemeinanästhesie die als Kriterium der Verträglichkeit wertvollen Simultanreaktionen wegfallen. Gewissenhaftigkeit, Ehrlichkeit, Selbstkritik der Beteiligten und nüchterne Erwägung aller in Frage kommenden Faktoren werden für die Aufklärung solcher tragischer Ausgänge von größter Bedeutung sein.

Im Gefolge einer Blutübertragung kann es nach unserer

derzeitigen Anschauung zu folgenden, im einzelnen zu erörternden pathologischen Bildern kommen: Fieber und Schüttelfröste, Kreislaufüberlastung, allergische Reaktionen, Infektionen, Hämolyse, Embolie, Isosensibilisierung.

Fieberhafte Nachreaktionen und Schüttelfröste werden in der überwiegenden Mehrzahl durch Pyrogene, in selteneren Fällen durch Proteinwirkung oder Lipoidreichtum des Spenderplasma, tiefe Temperatur des Transfusionsblutes, extreme Unterschiede in den Agglutinationstitern, chemische Unreinheit des Stabilisators oder bakterielle Verunreinigung ausgelöst.

Diese Art von Reaktionen hat mit Hämolyse oder Gruppenunverträglichkeit im allgemeinen nichts zu tun und bedeutet für den Patienten gewöhnlich keine ernste Gefahr, ist aber für schockierte oder heruntergekommene Empfänger sicher nicht unbedenklich. Da sie als Ausdruck einer unspezifischen Reizung betrachtet werden kann, ist sie in besonders gearteten Fällen, in denen es die Abwehrlage des Körpers zu stimulieren gilt, nicht durchaus unwillkommen. Es hat den Anschein, als ob über Auftreten und Ausmaß dieser Reaktionen eine individuell verschiedene Empfindlichkeit gegen den betreffenden körperfremden Aktivator entscheide und auch die von dem jeweiligen Krankheitszustand abhängende „Stimmung“ des Organismus eine Rolle spiele. So fällt z. B. gerade bei chronischen Hypoproteinämikern und bei Allergikern eine gesteigerte Schüttelbereitschaft auf.

Das klinische Bild ist durch Schüttelfröste und Temperaturerhöhung gekennzeichnet, die meist während oder wenige Minuten nach der Transfusion auftreten und höchstens einige Stunden anhalten. Die Intensität der Erscheinungen wechselt von leichten Kälteschauern ohne Fieber über alle Zwischenstufen bis zu wilden Schüttelfrösten mit Temperaturzacken bis zu 40,5° C. Das Gesicht des Patienten ist gerötet, und zuweilen bestehen auch Übelkeit und Erbrechen. Der Blutdruck — und hierin ist das wesentlichste klinische Unterscheidungsmerkmal gegenüber dem Hämolyseunfall gegeben — bleibt unverändert. Im weiteren wird die Differentialdiagnose durch Untersuchung des sofort abgenommenen Blutes auf freies Hämoglobin und Serumbilirubin entschieden.

B e h a n d l u n g. Therapeutisch wird man diesen Reaktionen durch 1. Abbruch der Transfusion, 2. 10 ccm 10%iges Kalziumglukonat intravenös (D e G o w i n), 3. Morphin subkutan (D o m a n i g) und eventuell 4. 1,0 g Aspirin peroral begegnen können. Das Schwergewicht liegt aber bei der Prophylaxe, die in der Wahrung der (auf S. 60 dargestellten) antipyrogenen, physikalisch-chemischen und aseptischen Kautelen besteht. Tropftransfusion kann eine entsprechend schwache Noxe so verdünnen, daß ihre Potenz im Empfänger unter der Schwelle der Reaktionsbereitschaft bleibt.

Kreislaufüberlastung und Lungenödem. Die Gefahr der Kreislaufüberlastung muß bei Herzkranken, chronischer Anämie, kachektischen Zuständen, schwerer Sepsis, Toxämie etc. und bei Greisen und Kleinkindern in Betracht gezogen werden. Es kann dazu kommen, wenn die Transfusion zu rasch erfolgt oder die übertragene Menge für den besonderen Fall zu groß ist.

K l i n i k. Zyanose und Dyspnoe während der Transfusion oder unmittelbar danach, Expektoration von blutigem Schaum, grobblasige Rasselgeräusche, erhöhter, an dem Hervortreten der äußeren Jugularvene beim sitzenden Patienten erkennbarer Venendruck machen den Zustand deutlich. Nach dem Einsetzen dieser Symptome kann der Tod in wenigen Minuten eintreten. Bei spontaner Besserung bilden sich oft periphere Ödeme aus. — Differentialdiagnostisch kommt Bronchialasthma in Betracht, das häufig nur ex non juvantibus erkannt werden kann. D. h. wenn die in solchen Fällen empfohlene Anlegung von Staubinden an allen vier Extremitäten innerhalb von fünf Minuten zu keinem Schwinden der Symptome führt. — Die Prophylaxe versteht sich aus dem Mechanismus des Zustandes: Tropfinfusion und entsprechend bemessene Quanten.

Allergische Reaktionen. Hautjucken, urtikarielle Exantheme und angioneurotische Ödeme können in selteneren Fällen als Nachkomplikationen auftreten. Unter ihnen ist das seltene Glottisödem am ernstesten zu bewerten. Behandlung mit Kalzium und Adrenalin, Anti-Histaminen etc. und gegebenenfalls Desensibilisierung.

Übertragung einer Infektionskrankheit. Kurze Hinweise auf die Übertragbarkeit einzelner Erregerformen s. S. 18. — Während seiner Lagerzeit soll konserviertes Blut niemals länger als höchstens dreißig Minuten und auch dies ohne Notwendigkeit überhaupt nicht außerhalb des Kühlschrankes bleiben. Unterbrechungen der Tiefkühlung können Bakterienwachstum in der Konserve begünstigen und so zu ernsten, ja sogar fatalen Reaktionen führen. — Alle Manipulationen bei der Abnahme und der Transfusion des Blutes müssen streng aseptisch vorgenommen und die Spender nach den auf S. 5 angegebenen Grundsätzen ausgewählt werden.

Reaktionen, verursacht durch den Stabilisator. Soweit es sich um Verunreinigung des Natriumzitrates während des Kristallisationsvorganges oder auch der Dextrose mit Pyrogenen handelt, entstehen die bereits oben erörterten Schüttelfröste. Von Seiten einer stärkeren Karamelisierung wurden unseres Wissens noch keine Komplikationen beobachtet.

Sollte bei umfangreicher Blutübertragung die zugeführte Natriumzitratmenge zum Abfall des Kalziumspiegels im Empfänger führen, so können Hämorrhagien oder tetanische Krämpfe einsetzen. Allerdings hat diese Möglichkeit angesichts der außerordentlich raschen Oxydierung und Eliminierung des Zitrates aus dem Körper ein fast nur theoretisches Interesse. — Etwas anders liegen die Dinge bei Neugeborenen, bei denen nach Übertragung von Zitratblut oder -plasma eine Tetanie leichter als beim Erwachsenen auftreten kann. Als Antidot empfiehlt sich Kalziumglukonat. Es ist vom Transfusionsblut gesondert zuzuführen (andernfalls Gerinnung!).

Der Hämolyseunfall. Als hämolytische Transfusionsreaktion oder Hämolyseunfall bezeichnet man den sichtbar toxischen Effekt von freiem Hämoglobin in der Blutbahn. Er richtet sich weitgehend nach Allgemeinzustand bzw. Grundleiden des Empfängers und tritt bei einem organisch Gesunden erst nach Zufuhr von mindestens 0,5 g pro Kilogramm Körpergewicht in klinische Erscheinung.

Patho-physiologisch bewirkt freies Hb zunächst einen steilen Blutdruckabfall durch Vasodilatation bis auf systolische Werte unter 80 mm Hg (primärer Schock). Im weiteren kommt es zu Konstriktion der Nierengefäße und Ischämie des Organes mit resultierender Degeneration und Nekrose von Epithelbezirken der unteren Tubuli sowie Verstopfung von Harnkanälen mit Hb-Zylindern und zu unselektiver Rückresorption des Glomerulusfiltrates. Funktionell wirkt sich dieser Insult als Oligurie bis Anurie aus und soll bei Alkalose schwächer sein. — Die Niereninsuffizienz wird mit dem Spasmus der Gefäße und dem mechanischen Verschluß der Kanälchen erklärt. Auslösend soll ein toxisch agierendes Globin, das zu dem Stroma der hämolysierten Blutkörperchen in Beziehung steht, wirken.

Ätiologie. Grundsätzlich kann Hämoglobin vor oder nach der Transfusion in Freiheit gesetzt werden. Man unterscheidet demnach eine extravaskuläre und eine intravaskuläre Hämolyse.

Erstere kann eintreten bei 1. Gefrieren oder 2. Überhitzen von Konservenblut, als 3. spotane Hämolyse der Blutkonserve (zu lange Lagerung; lebensverkürzende Manipulationen) oder bei 4. Vermischung mit heterotonischen Flüssigkeiten. Zu letzterer kommt es im Empfänger bei Zerstörung eigener oder zugeführter Erythrozyten durch 1. gruppenunverträgliche (spenderfeindliche) Agglutinine des Empfängerplasmas, 2. durch Übertragung gruppenunverträglicher (empfängerfeindlicher) Agglutinine des Spenderplasmas und 3. bei herabgesetzter osmotischer Resistenz der Spenderblutkörperchen („Späthämolyse“).

Klinik. Die Verträglichkeit des hämolysierten Blutes und damit das Auftreten des Hämolyseunfalles zeigen individuelle Schwankungen, das Ausmaß und die Art der Symptome variieren von Fall zu Fall. Die Soforterscheinungen werden weitgehend durch Stärke und Titer der Antikörper, die Spätfolgen durch Funktionstüchtigkeit der Nieren bestimmt. Häufig fallen erstere bei extravaskulär hämolysiertem Blut ganz weg.

Mitunter reichen schon 50 ccm Blut aus, um die charakteristischen Lendenschmerzen, die sich die Beine entlang herunterziehen, auszulösen. In schweren Fällen treten Unruhe, Oppression, Übelkeit, Erbrechen, Stuhldrang, Tachypnoe, Zyanose, Schüttelfrost, Fieber und Hautrötung auf. Der Blutdruck stürzt ab bis auf und manchmal sogar noch unter die oben angeführten Werte. Bei Bewußtlosen und Narkotisierten bleiben diese Warnzeichen aus und manifestiert sich die Hämolyse erst in den Spätfolgen. Diese sind Niereninsuffizienz mit Azotämie und manchmal auch Gelbsucht. Sie setzen noch innerhalb der ersten 24 Stunden nach der Transfusion ein. — Die häufigste Todesursache ist Anurie.

Diagnose. Mit eindeutiger Sicherheit läßt sich die Hämolyse durch einen Vergleich des zentrifugierten prä- und posttransfusionellen Empfängerblutes nachweisen. Plasmarotfärbung des letzteren deutet auf einen Gehalt von mindestens 10 mg% freien Hämoglobins hin. Ebenso gilt Hämoglobinurie ohne gleichzeitige Hämaturie als beweisend.

Prognose. Sobald einmal die Kardinalzeichen Oligurie, Hb-urie, Azotämie und Hypertension aufgetreten sind, steigt die Sterblichkeit (nach amerikanischen Statistiken) bis nahe an 90 %. Der Krankheitsverlauf ist sehr kurz und soll nicht mehr als eine Woche betragen.

Pathologie. Die prägnantesten Erscheinungen finden sich an den Nieren (Lucké). Für gewöhnlich ist das Organ, allerdings ohne sichtbaren Zusammenhang mit der Krankheitsdauer, vergrößert, weich; die Kapsel ist leicht abziehbar. An der Schnittfläche fällt eine blasse, vorquellende

Rinde und ein bräunlich-rotes Mark mit verstärkter Streifenzeichnung auf. Das histopathologische Bild zeigt vier Charakteristika:

1. Degeneration bis Nekrose des Epithels im dicken Schenkel der Henleschen Schleife und in den Schaltstücken;

2. in der Umgebung der stärker alterierten Tubuli Ödem und leukozytäre Reaktion des Stroma, oft kombiniert mit Thrombose der zugehörigen Venen;

3. Hb-Zylinder in den unteren Abschnitten der Tubuli und in den Sammelkanälchen;

4. verhältnismäßig geringe oder gar keine strukturellen Veränderungen der Glomeruli, der tubuli contorti und des dünnen Schenkels der Henleschen Schleife.

In der Leber kann man auf zentrale Nekrosen der Lobuli und Hämosiderinablagerungen in den Kupfferschen Sternzellen stoßen.

Prophylaxe. Von allen therapeutischen Möglichkeiten spielt die Vorbeugung des Hämolyseunfalles bei weitem die erste Rolle. D. h. die Gruppenverträglichkeit des Transfundates ist, wenn irgend möglich, vor der Übertragung durch Kreuzprobe (s. S. 42) sicherzustellen. In Fällen höchster Dringlichkeit kann sie durch die Oehleckersche Probe teilweise ersetzt werden.

Dies geschieht in der Weise, daß zu Beginn der Transfusion zunächst nur 5 ccm Blut injiziert werden und man den Empfänger hierauf zwei bis fünf Minuten beobachtet. Bleiben Warnsymptome aus, werden 10 ccm nachgespritzt, gefolgt von weiterer Beobachtungszeit. Hierauf Übertragung von weiteren 50 ccm Blut. Bleiben auch hiernach die initialen Unverträglichkeitszeichen aus, kann der Rest transfundiert werden.

Anmerkung: a) Die Tropftransfusion ist kein Ersatz für die Oehleckersche Probe!

b) Negativer Ausfall der Oehleckerschen Probe schließt Anwesenheit inkompatibler Rhesussysteme nicht aus.

Bei älterem Blut, dessen Widerstandsfähigkeit gegen kolloidale Milieuänderung verringert ist, muß auch bei äußerlicher Tadellosigkeit mit der Möglichkeit einer Späthämolyse im Empfänger gerechnet werden. Nierenkrankheiten, besonders auf entzündlicher Grundlage, sind darum — wenn überhaupt — mit Frischblut und nicht mit Konservenblut zu behandeln.

Für die Beurteilung einer möglichen Nachhämolyse ist die von DeGowin, Harris, Bell und Hardin angegebene Schnellprobe auf osmotische Resistenz der Spenderblutkörperchen von großem Wert:

Man füllt ein Proberöhrchen mit Spenderblut und ein zweites mit physiologischer Kochsalzlösung an. Zu dem zweiten Röhrchen gibt man 0,5 ccm Spenderblut und mischt gut durch. Beide Proben werden eine Minute lang zentrifugiert. Danach wird die Stärke der Rotfärbung der beiden, in den Röhrchen überstehenden Flüssigkeiten verglichen. Normalerweise soll das mit Kochsalz verdünnte Plasma heller als das im Vollblutröhrchen sein. Das Gegenteil spricht für Ruptur der Erythrozyten in der isotonischen Lösung und für die Wahrscheinlichkeit desselben Vorganges im Empfängerplasma.

Behandlung. Es ist unerläßlich, daß der transfundierende Arzt den Empfänger von Anfang bis Ende der Transfusion unter scharfer Beobachtung hält, um bei verdächtigen Zeichen gleich zur Hand zu sein. In diesem Falle ist 1. die Übertragung sofort abzubrechen. Bei evidenter Hämolyse läßt sich der Nierengefäßspasmus durch 2. Übertragung von 20 bis 50 ccm zuverlässig gruppengleichen Blutes günstig beeinflussen. Da das Nephrotoxin vor allem im sauren Milieu zur Wirkung kommt, sind 3. hohe Dosen von Natriumbikarbonat (8 bis 10 g) peroral oder intravenös angezeigt, solange, bis der Harn alkalisch reagiert. 4. Verabreichung von sedativen Mitteln. 5. Nierendiathermie, Lumbalanästhesie, Prokain intravenös (1,0 procain. mur./500,0 sol. Nat. chlor. phys.) und notfalls Nierendekapsulation sind in Erwägung zu ziehen.

In jedem derartigen Fall müssen genaue Nachforschungen nach der Ursache der Hämolyse angestellt und folgende Fragen geklärt werden:

1. Blutgruppe des Spenders und des Empfängers;
2. Kreuzprobe auf AB0- und auf Rhesusverträglichkeit;
3. bei Rh-Inkompatibilität Bestimmung der Rh-Untergruppe;
4. Schnelltest der osmotischen Resistenz des Spenderblutes;
5. Möglichkeit einer Verwechslung von Blutkonserven;
6. Möglichkeit einer unsachgemäßen Behandlung (Schütteln, Erhitzen) oder Mischung des Konservenblutes mit anderen Infusionsflüssigkeiten.

Die Embolie. Vor jeder Blutübertragung muß das Transfusionsgerät auf Schäden oder undichte Stellen untersucht werden. Wird unter Druck infundiert, darf nicht mehr gepumpt werden, sobald die Flasche zu drei Vierteln leer ist!

Klinik. Die klinischen Zeichen einer Luftembolie sind das bekannte, schlürfende Geräusch bei der Insufflation in die Vene und im Anschluß daran schwere Zyanose und Dyspnoe, wobei ein Zischen und Gurgeln in der Herzgegend für Patienten und Umstehende hörbar sein soll. Wenn die Passage im rechten Ventrikel zur Gänze blockiert ist, fällt der Blutdruck ab und schwellen die peripheren Venen sichtbar an. Ist die eingedrungene Luftmenge nicht zu groß (bis 30 ccm), bilden sich diese Zeichen wieder zurück. Im anderen Falle tritt rasch der Tod ein.

Behandlung: Patienten auf die linke Seite legen. Die Luft kann dann aufsteigen und die Passage wenigstens teilweise freigeben.

Die Isosensibilisierung des Empfängers durch Rh-inkompatibles Blut ist eine Spätkomplikation, die sich erst nach geraumer Zeit, unter Umständen nach Jahren — bei weiteren Transfusionen als Hämolyseunfall oder bei Schwangerschaften als Morbus haemolyticus neonatorum etc. manifestieren kann.

Die Kreuzprobe.

Zur Sicherstellung der Verträglichkeit einer Bluttransfusion muß das Spenderblut gegen das des Empfängers vorher ausgekreuzt werden.

Die Technik. Folgende Technik hat sich bewährt: Dem Empfänger werden durch Venenpunktion 2 ccm Blut abgenommen und zentrifugiert. Nach Feststellung seiner Blut- und Rhesusgruppe wird eine passende Konserve ausgewählt. Auf eine Tüpfelplatte kommen ein Tropfen Spenderserum und ein Tropfen Spenderblutkörperchen, die zur deutlicheren Ablesung im eigenen Plasma verdünnt werden sollen. Verdünnung in physiologischer Kochsalzlösung ist unzweckmäßig, da in ihr durch eventuell anwesende inkomplette Rh-Antikörper keine Agglutination stattfinden kann (Fossel). Diese beiden Tropfen werden dem an der Konserve angebrachten Teströhrchen entnommen. Zu den Spenderblutkörperchen wird nun ein Tropfen Empfängerserum und zu dem Spenderserum ein Tropfen Empfängerblutkörperchen, ebenfalls im eigenen Serum aufgeschwemmt, zugesetzt. Die Tropfen werden verrührt und gegen eine weiße Unterlage auf Agglutination geprüft. Bei Unverträglichkeit von Seiten der klassischen AB0-Gruppen tritt diese nach wenigen Minuten mehr oder weniger deutlich in Erscheinung. Lupenablesung ist nicht erforderlich.

Die Verträglichkeiten der Rh-Gruppen wird zusätzlich dadurch bestimmt, daß man die mit einer zweiten Glasplatte zugedeckte Tüpfelplatte eine Stunde lang bei 37° im Thermostaten aufbewahrt und sodann in der gleichen Weise abliest. Zeigen sich auch hiernach keine Anzeichen von Agglutination, so kann unbedenklich transfundiert werden. Die Tüpfelplatte muß zugedeckt werden, weil sonst die Proben im Thermostaten eintrocknen.

Die Agglutination. Zeigt sich im Kreuzversuch Agglutination, so kann sie neben AB0- und Rh-Unverträglichkeit auch durch Kälte-, Pseudo- oder bakteriogene Agglutinine verursacht sein. Um Fehlbestimmungen auszuweichen, ist es notwendig, das Wesen dieser Phänomene zu kennen.

1. Kälteagglutinine sind echte Antikörper, die bei Temperaturen um 5° am stärksten agieren, bei hohem Titer aber auch bei Zimmertemperaturen wirken können. Sie agglutinieren die eigenen und alle anderen Erythrozyten und sind auch noch bei hoher Verdünnung (bis 1 : 10 000) wirksam. Erhöhte Titerwerte finden sich im Blute von Schwangeren, bei Venenthrombose, Raynaudscher Krankheit, paroxysmaler Kältehämoglobinurie, Viruspneumonie, Kugelzellenanämie, Trypanosomiasis. — Kälteagglutinierte Blutkörperchen sind gegen mechanische Insulte besonders anfällig und können mit Kältehämolyse antworten (Bedeutung für konserviertes Blut!). — Erkennung: Im Thermostaten bei 37° lösen sich die Kälteagglutinate auf.

2. Pseudoagglutinine sind keine Antikörper, sondern der Ausdruck einer Fibrinogenvermehrung (Infektionskrankheiten) oder einer Globulinvermehrung (Nephritis, Kahlersche Krankheit, Leberschäden), die dem Plasma die Fähigkeit verleihen, normal geformte (bikonkave), eigene und fremde Erythrozyten zu Geldrollen aneinanderzulegen. Sie wirken bei Zimmer- und Körpertemperatur. — Erkennung: a) mikroskopisch; b) bei Verdünnung 1 : 2 mit physiologischer Kochsalzlösung lösen sich die Schollen auf; c) die Verklumpung bildet sich meist schneller als bei echter Agglutination; d) beim Schütteln oder Verrühren verschwinden die Pseudo-, ebenso wie die Rh-Agglutinate, schneller als die AB-Schollen.

3. Panagglutinine (Hübner-Thomsensches Phänomen). Sie sind keine echten Antikörper, sondern durch Mikroben (Vibrionen, Corynebakterien) gebildete Enzyme, die einen latenten, in allen Erythrozyten enthaltenen Rezeptor in ein aktives Antigen umwandeln. Dieses kann sich als regelrechte Antigen-Antikörperreaktion mit einem spezifischen, fast in allen Seren vorhandenen Agglutinin vereinigen, doch findet dieser Vorgang nur unterhalb Körpertemperatur statt.

Nach Wildegans soll es auch bei Bakteriämie und chronischen Eiterungen zu Panagglutination kommen können.

Anmerkung: Nicht jede Agglutination bei tiefen Temperaturen geht auf Kälteagglutinine zurück. Es gibt echte Isohämagglutinine (Anti-A, Anti-B), die auch bei Eisschranktemperatur aktiv sind. Bei niedrigen Temperaturen reagiert auch das Anti-P-Agglutinin lebhafter.

Zeigt bei wiederholten Kreuzproben das Blut eines Empfängers mit mehreren gruppengleichen Blutkonserven oder Frischblutproben hartnäckig Verklumpung, wird man nach Ausschluß einer A-Untergruppenunverträglichkeit an eine der dargestellten Möglichkeit denken und darauf hin testen müssen.

Der Rhesusfaktor.

Als Rhesusfaktor bezeichnet man ein nach den Mendelschen Gesetzen vererbliches Antigen von unterschiedlicher Gruppierung, das den Erythrozyten anhaftet. Seine Anwesenheit bestimmt zwei Blutgruppen, Rh-positiv und Rh-negativ, denen jeder Mensch, unabhängig von seiner „klassischen" Blutgruppe, angehört. Sie verteilen sich bei der weißen Bevölkerung auf 85 % Rh-positiv und 15 % Rh-negativ.

Der dem Rhesusantigen entsprechende Antikörper findet sich, ebenso wie die Agglutinine und Hämolysine der klassischen Blutgruppen, im Serum (Globulinfraktion), ist jedoch, im Gegensatz zu jenen, nicht angeboren, sondern entsteht erst durch Sensibilisierung gegen das gruppenfremde Rh-Antigen. Und zwar hat (praktisch) nur das Rhesus-positive Antigen die Eigenschaft, im Rhesus-negativen Empfänger Antikörperbildung zu veranlassen, nicht umgekehrt. Übertragung von Rh-negativem Blut auf einen Rh-positiven Empfänger ist (praktisch) nie von Antikörperbildung gefolgt und deshalb unbedenklich.

Während schon die erste Transfusion von gruppenunstimmigem AB0-Blut zu Hämolyse führt, wird also Rh-ungleiches Blut beim ersten Kontakt, beim Eindringen des fremden

Antigens, ohne weiteres „vertragen“. Je nach Menge und Stärke des Rh-Antigens reagiert der Empfängerorganismus hierauf mit der Bildung von Antikörpern, die bei einem neuerlichen Aufeinandertreffen zu einer echten Antigen-Antikörperreaktion, d. h. also zur Hämolyse führen können. Die Zeitspanne, in der sich die Rh-Antikörper bilden und aktiv bleiben, unterliegt individuellen Schwankungen.

Wenn irgend möglich, soll deshalb die Rh-Gruppe eines Empfängers bestimmt werden, mit Ausnahme von Fällen höchster Dringlichkeit. Ungefähr 50 % der Rh-negativen Empfänger, ungeachtet ihres Geschlechtes, können durch Transfusion von Rh-positivem Blut sensibilisiert werden.

Ein gewisser Prozentsatz Rh-negativer Mütter kann während einer Schwangerschaft mit einem Rh-positiven Fötus, auf den das Antigen vom homozygoten, Rh-positiven Vater vererbt wurde, immunisiert (= sensibilisiert) werden. Im Falle einer Transfusion von Rh-positivem Blut werden solche Personen mit Zerstörung der Spenderblutkörperchen antworten. Andernteils kann eine einzige Rh-inkompatible Blutübertragung eine Rh-negative Frau (auch Nullipara) gegen das Rhesusantigen so weit sensibilisieren, daß alle weitere Nachkommenschaft schwersten hämolytischen Schäden unterliegt.

Frauen also, die schon geboren haben oder in gebärfähigem Alter sind, sollen nur Rh-verträgliches Blut erhalten, ausgenommen dringlichste Notfälle, in denen keine Zeit zur Bestimmung der Rh-Gruppe bleibt. In solchen Fällen soll möglichst Rh-negatives Blut oder, falls nicht verfügbar, Plasma oder Serum gegeben werden.

Entsprechend oben Gesagtem kann bei erstmaliger Transfusion auf Männer und Nulliparen nach der Menopause bei Dringlichkeit die Rh-Gruppe vernachlässigt werden, doch ist sie nachträglich ohne Verzug auszutesten. Unbedingt muß dann die Rh-Verträglichkeit aller darauffolgender Transfusionen gewährleistet sein.

Die hämolytische Erkrankung des Neugeborenen (Morbus haemolyticus neonatorum) geht auf Immunisation einer Rh-negativen Mutter zurück und wird mit Transfusion von Rh-negativem Blut auf das Kind behandelt. Letzteres ist wohl Rh-positiv, doch würde zugeführtes Rh-positives Blut durch die im kindlichen Kreislauf noch vorhandenen, diaplazentär eingedrungenen Anti-Rh-positiv-Körper hämolysiert und damit der Zustand noch verschlimmert werden.

Grundsätzlich soll der Rhesusfaktor bei folgenden Empfängern bestimmt werden:

a) Patienten mit vorhergegangenen Transfusionen;

b) Patienten, die voraussichtlich mehrere Transfusionen benötigen;

c) Frauen vor oder in gebärfähigem Alter und Matronen, die Totgeburten oder gelbsüchtige Kinder hatten.

Die Technik der Rh-Gruppenbestimmung. Das weitaus häufigste Rh-positive Antigen ist das Merkmal D (Nomenklatur Fisher-Race). Dementsprechend ist für die klinische Testung ein Serum zu verwenden, welches als Antikörper Anti-D enthält und der Blutgruppe AB zugehört, weil diese kein Anti-A oder Anti-B besitzt und somit Agglutination von dieser Seite her nicht verursacht sein kann. Dies trifft zu für Rh-negative Mütter, die durch einen D-positiven Fötus sensibilisiert worden sind.

Ein Tropfen Erythrozytenaufschwemmung im eigenen Serum des zu untersuchenden Blutes (s. S. 42) wird mit einem Tropfen Anti-D-Serum verrührt und zugedeckt bei 37° im Thermostaten eine Stunde lang aufbewahrt. Hierauf Ablesung wie bei den klassischen Blutgruppen. Ist Agglutination eingetreten, so handelt es sich um Rh-positives Blut, ist sie ausgeblieben, um Rh-negatives Blut.

Anwesenheit der seltenen Rh-positiven Merkmale C und E kann nicht durch Anti-D-Serum, sondern nur durch die zur Zeit schwer beschaffbaren entsprechenden Anti-Sera nachgewiesen werden. Über die Verträglichkeit der geplanten

Transfusion gibt aber auch in diesen Fällen der wie oben vorgenommene Kreuzversuch eindeutig Aufschluß.

In der Blutspenderzentrale Graz werden Anti-D-Sera verwendet, die das Institut für gerichtliche Medizin der Universität Graz (Vorstand Doz. Dr. M. Fossel) entgegenkommender Weise zur Verfügung stellt.

Anmerkung: Umfang und Zweck dieser Schrift lassen eine Darstellung des Rhesusproblems nur in groben Umrissen und gerade soweit zu, als es für Klinik und Laboratorium von wesentlicher, praktischer Bedeutung ist. Seinem genaueren Studium mögen die unten gebrachten Literaturhinweise dienen.

Infusion von konserviertem Blut.

Organisation. Die transfundierenden Stellen, die konserviertes Blut zu verwenden beabsichtigen, reichen ein ausgefülltes Anforderungsformular in der Blutbank ein und erhalten das Teströhrchen einer passend erscheinenden Konserve ausgefolgt. Die Nummer der Konserve, Name des Patienten, anfordernde Stelle und Datum werden in der Blutbank in einem besonderen Protokoll festgehalten. Die transfundierende Abteilung etc. kreuzt mit Hilfe des Teströhrchens Spender- und Empfängerblut aus. Ist die Verträglichkeit der vorgesehenen Konserve dieserart festgestellt, wird nun auch die Konserve selbst geliefert und ihre Übernahme von der Empfangsstelle in dem genannten Protokoll unterschriftlich bestätigt.

Erweist sich bei der Kreuzprobe das Testblut als unverträglich, muß es an die Blutbank zurückgegeben und eine andere Konserve versucht werden. — In dringenden Fällen kann diese Prozedur dadurch abgekürzt werden, daß die Konserve sofort, d. h. ohne daß das Ergebnis des Kreuzversuches abgewartet wird, ausgegeben wird. Diese Vereinfachung soll nur tatsächlichen Notfällen vorbehalten bleiben, weil die Zurücknahme einer Konserve aus mehr als einem Grunde untunlich ist.

Soweit in Graz die Übertragungen in der Chirurgischen Klinik selbst vorgenommen werden, obliegt die Durchführung der Kreuzprobe der Blutbank selbst. Für Transfusionen in anderen Kliniken, Abteilungen etc. werden die Kreuzproben dortselbst und nur in besonderen Ausnahmefällen in der Blutbank vorgenommen.

Landeskrankenhaus Graz,
Blutspenderzentrale.

Graz, den ....

Anforderung einer Blutkonserve.

Name des Patienten: .... Geschlecht: .... Alter: ....

Klinik, Abteilung, Station: ....

Diagnose: .... Indikation*: ....

Wurde früher bereits Blut transfundiert? ja nein unbekannt
Wenn ja, gefolgt von Schüttelfrost, Lendenschmerzen, Gelbsucht?

Bei weiblichen Patienten:

Schwangerschaften?	ja	1	2	3	4	mehr	keine
Totgeburten?	ja		nein				
Icterus neonatorum?	ja		nein				

Blutgruppe des Empfängers: 0 A B AB
Rhesus positiv negativ

Gewünschte Blutmenge: 250 ccm 500 ccm

* Z. B. sek. Anämie, Operationsschock, Blutstillung etc.

Von der Blutzentrale auszufüllen:

Alter der Konserve: Aussehen: Prot. Nr.

Nach erfolgter Transfusion auszufüllen:

Sind Zwischenfälle aufgetreten? ja nein

Welcher Art? ....

Unterschrift des transfundierenden Arztes:

....

Es wird gebeten, diese Anforderung nach der Transfusion zusammen mit der unausgewaschenen Konserve an die Blutzentrale (Chirurgische Klinik, Erdgeschoß) rückzusenden.

Unbedingt müssen die anfordernden Stellen die Blutgruppe des Empfängers vor der Anforderung bestimmen, weil eine sich nachträglich als inkompatibel erweisende Konserve nur ausnahmsweise zurückgenommen werden kann. Da nämlich der Transport einer Konserve, besonders durch unverständiges Hilfspersonal, bereits eine Schädigung bedeuten kann und die Blutbank keine Kontrolle über weitere Manipulationen — Anwärmen, Öffnen, Schütteln, Umfüllen — hat, kann sie für eine anderweitige Verwendung keine Verantwortung übernehmen. Solche Konserven sind weitestgehend wertlos geworden, was in Anbetracht ihrer Herstellungskosten unbedingt vermieden werden muß.

Vorbereitung der Konserve. Bei einer Blutübertragung handelt es sich nicht um einen bloßen Flüssigkeitsersatz, sondern um eine tiefgehende Auseinandersetzung zwischen Wirt und Pfröpfling (Habelmann), bei der es gilt, das Transfundat dem es im Empfänger erwartenden Milieu möglichst anzupassen. Am Ende seiner Lagerungszeit weist konserviertes Blut gegenüber dem kreisenden physikalische, biochemische und biologische Unterschiede auf, die in dem genannten Sinne bei der Transfusion zu berücksichtigen und möglichst weitgehend zu überbrücken sind, soll der therapeutische Effekt optimal sein. Diesem Ziele dient

a) das Durchmischen von Plasma und Blutkörperchenschichte. Man erreicht es durch Wiegen und Drehen — nicht Schütteln! — der Flasche bis zur vollkommenen Homogenisierung ihres Inhaltes.

b) die Konstanterhaltung des kolloidalen Milieus. Das Blut soll nicht zu anderen Infusionsflüssigkeiten (physiologische Kochsalzlösung, Traubenzucker, Dextran) zugegossen oder verdünnt werden. Dies würde eine einschneidende Änderung der kolloidalen Umgebung für den Erythrozyten bedeuten, dessen osmotische Resistenz sich mit zunehmendem Alter verringert. Er kann darauf mit sofortiger oder erst im Empfänger auftretender Hämolyse antworten. — Auch vor einem Kontakt mit Blutersatzflüssigkeiten nach Art der Ringerlösung muß gewarnt werden, weil es hierdurch — besonders bei jüngerem Blut — leicht zu Gerinnung kommen kann. Eine Ausnahme von diesen Regeln bildet das Blutkörperchenkonzentrat, das nur in Verdünnung gegeben werden kann. Das Verhalten des Blutkörperchens im isotonen Milieu wird dabei durch vorherigen Schnelltest (s. S. 40) zu prüfen sein.

c) der Schutz vor Infektion des Blutes wird am besten aufrecht erhalten, wenn man die Geschlossenheit des Systems auch bei der Transfusion wahrt und das Blut nicht in ein anderes Gefäß umfüllt. Aseptische Technik und pyrogenfreies Gerät sind zwangsläufige Forderungen.

d) Angleichung an die Körpertemperatur des Empfängers. — Die Erwärmung des Konservenblutes bezweckt, seine Eisschranktemperatur der Körpertemperatur anzunähern, eine Maßnahme, die vielenorts für überflüssig gehalten wird.

Nun ist es aber unseres Erachtens nicht berechtigt, den tatsächlich unbedeutenden Kalorienaufwand des Wirtsorganismus für die Anwärmung des zugeführten Blutes als seine einzige Belastung hinzustellen und etwa mit einem kalten Trunke zu vergleichen. In Wirklichkeit kommt es bei der Blutübertragung zum Aufeinandertreffen zweier höchstdifferenzierter Eiweißsysteme, an deren normale Struktur die ursprünglichsten Lebensvorgänge gekoppelt sind. Ihr kolloidales Verhalten hängt von kalorischen Einflüssen weitgehend ab. Betrachtet man die Angriffspunkte eines „intravaskulären Kälteeinbruches“, so bieten sich die Möglichkeiten einer 1. thermischen und angionervösen Dysregulation, der vor allen anderen Wundschockierte ausgesetzt sind, 2. der serologischen Inkongruenz mit kältegeförderten Agglutinationsvorgängen und 3. der sogenannten kolloidchemischen Krise.

Diese Gesichtspunkte sind nicht nur von theoretischem Interesse, sondern vielfach durch Experiment und Klinik gefestigt und wurden andernorts einer eingehenden Erörterung unterzogen (Heppner[3]). Der praktischen Forderung nach Erwärmung der Blutkonserve stellen sich gewisse Schwierigkeiten entgegen, die — wie erwähnt — dazu geführt haben, daß manche Bearbeiter auf sie verzichten zu dürfen glauben. Es ist dies vor allem die Notwendigkeit, die Anwärmung nicht dem Hilfspersonal, dessen Verständnis nicht vorausgesetzt werden kann, zu überlassen und die Temperatur des Wärmwassers, die die Körpertemperatur nicht übersteigen soll, zu überwachen. Da nun eine Konserve von 600 ccm zur gleichmäßigen und allmählichen Durchwärmung etwa 25 Minuten braucht, bedeutet dies für den vielseitig beanspruchten Kliniker eine fast untragbare zeitliche Belastung. Anderseits läuft man durch forcierte Erwärmung des Blutes Gefahr, eine Hämolyse der alternden Erythrozyten zu provozieren. Dieses Risiko ist um so ernster zu beurteilen, als sich die Hämolyse im durchmischten Blut nicht mehr ohne weiteres, sondern erst nach neuerlicher Sedimentierung oder im Zentrifugat erkennen läßt.

Es entbehrt demnach die Auffassung, lieber gelegentliche Schüttelfröste als das kleinere Übel in Kauf zu nehmen, nicht einer gewissen Berechtigung, um so mehr, als man ihnen durch die Methode der Tropftransfusion, bei der das Blut sich in der Empfängervene allmählich erwärmt, wirksam begegnen kann. Dem ist allerdings entgegenzuhalten, daß therapeutische Maßnahmen nicht nur vertragen werden, sondern ausschließlich nützen sollen, und dabei zu berücksichtigen, daß Schüttelfröste ja nur eine einzige, besonders impressive Manifestation der Auseinandersetzung zwischen Wirt und Transplantat sind, daß sich aber z. B. agglutinationsthrombotische Vorgänge, wie sie auch bei der Tropftransfusion nicht auszuschließen sind, der diagnostischen Erfassung vielfach entziehen.

Die technischen und organisatorischen Hindernisse, die eine schnelle und gefahrlose Erwärmung, wie sie besonders

[3] Langenbecks Archiv (im Druck).

bei Notfalltransfusionen erforderlich ist, erschweren, fallen weg, wenn man das Blut nicht v o r der Übertragung, sondern in einem Durchlauferwärmer in der Leitung zum Patienten, also w ä h r e n d der Transfusion, auf die gewünschte Temperatur bringt (s. S. 54).

Das Gerät. Bei dem allen anderen Methoden sicherlich überlegenen Ein-Flaschenverfahren wird das Transfusionsblut nicht in ein anderes Gefäß umgefüllt, sondern direkt aus der Blutkonserve dem Empfänger zugeleitet. Es kann dies in vollständig oder unvollständig geschlossenem System geschehen.

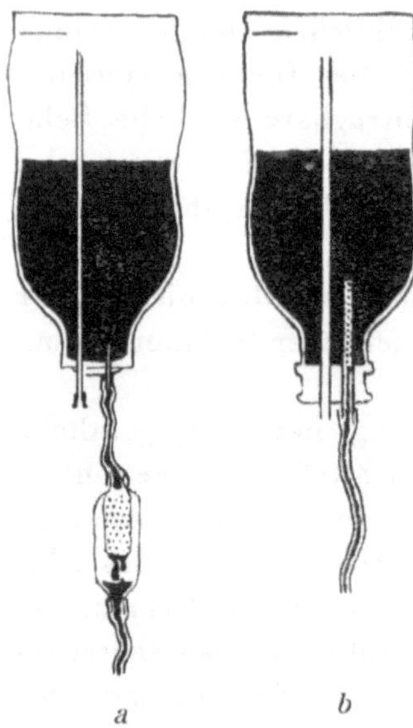

Abb. 4. *a* Das vollständig geschlossene System. *b* Das unvollständig geschlossene System, bei dem ein besonders konstruierter Transfusionsverschluß verwendet wird.

1. Bei dem vollständig geschlossenen System wird für die Transfusion der Verschluß der Konserve nicht abgenommen, sondern in der aus der Skizze ersichtlichen Weise mit starken Kanülen perforiert. — Vorteil: Die Geschlossenheit des Systems erfährt keinerlei Unterbrechung. — Nachteil: Breite Perforation der Gummiplatte, die dadurch für weitere Verwendung ausschließt. (Ein außerhalb der Flasche befindliches Filter erfordert, um dicht zu sein, besonders präzisen Bau.) Die Leitung wird unnötig um einen beweglichen Zwischenteil vermehrt.

2. Bei dem unvollständig geschlossenen System wird der Verschluß der Konserve unmittelbar vor der Infusion gegen einen anderen ausgewechselt, der Luft- und Blutleitung sowie das Filter eingebaut enthält. — Vorteil: Einfachste Handhabung. (Gummiplatte bleibt für mehrere Konservierungen

verwendbar.) Einfachere und darum billigere Bauart des Filters. — Nachteil: Die Geschlossenheit des Systems wird kurz unterbrochen.

Die Leitung zum Empfänger soll einen Tropfenzähler enthalten. Für Bluttransfusionen ist die Tropfkugel nach Murphy mit Hinblick auf ihre schwierige Reinigung weniger wertvoll als ein auseinandernehmbarer Tropfenzähler. Bei Transfusionen unter Druck ist zu bedenken, daß der Stopfen des Tropfenzählers der Ort des schwächsten Widerstandes im System ist und durch zu starken Druck herausgepreßt werden kann.

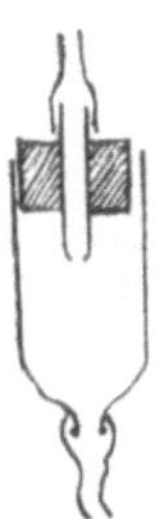

Abb. 5. Der zerlegbare Tropfenzähler.

Grundsätzlich können in einem Gerät zwei Filter Verwendung finden, eines, durch welches die in die Konserve eindringende Luft passiert, und eines, welches den Blutabstrom aus der Konserve kontrolliert.

Versuche, bei denen durch die Luftleitung Kohlenstaub in die Flasche — auch unter Druck — geblasen wurde, ergaben seine feine Verteilung an der Oberfläche, jedoch keine Spuren im Inneren des Blutzylinders. Er gelangte mit dem letzten Rest Blut bis in die obersten Abschnitte der Blutleitung, aber nicht weiter. Mit Rücksicht auf diesen Sachverhalt glauben wir, auf die anfänglich auch von uns benützten Wattefilter verzichten zu können unter der Voraussetzung, daß die Konserve während der Transfusion nicht stärker geschüttelt wird. Störungen oder Zwischenfälle, die auf eine aerogene, während der Transfusion entstandene Verunreinigung des Blutes zurückzuführen wären, konnten niemals beobachtet werden. Bei stundenlangen Tropftransfusionen erscheint es allerdings angezeigt, die Luft durch ein Filter eindringen zu lassen.

Das Filter in der Blutleitung ist zum Schutze des Systems gegen Verstopfung und des Empfängers gegen Gerinnselembolie unerläßlich. Bei dem von uns verwendeten Empfängerbesteck ist es im Flaschenverschluß starr und aufrecht in das Flascheninnere vorragend eingebaut. Es kann aus Metall oder aus Glas sein. Letzteres ist hygienischer, aber von begrenzter Haltbarkeit.

Als Durchlauferwärmer kann eine Glasschlange mit mehreren senkrecht geführten Zügen[4] dienen, die durch warmes Wasser geheizt wird. Eine primitive, aber ausreichende Vorrichtung dieser Art besteht aus einer handelsüblichen Thermosflasche, die mittels einer Halterung an dem Infusionsstativ befestigt ist. Als Verschluß kann eine dicke Korkplatte dienen, die je eine Öffnung für zu- und abführenden Schenkel der Schlange sowie für das Wasser-Thermometer enthält. Bei einer Länge von etwa 180 cm der Schlange und einer Temperatur des Wärmwassers von 37 bis 38° wird die durchfließende Blutsäule je nach Geschwindigkeit von Eisschranktemperatur auf 30 bis 31° erwärmt. Diese Temperatur dürfte in jeder Hinsicht ausreichend sein. Sie kann durch ein weiteres, hinter dem Erwärmer eingebautes Thermometer überwacht werden, doch erübrigt sich diese Kontrolle erfahrungsgemäß. Ein Gerät, dessen Handhabung durch elektrische Beheizung des Wassers nach Art eines Thermostaten vereinfacht ist, wird zur Zeit erprobt[5].

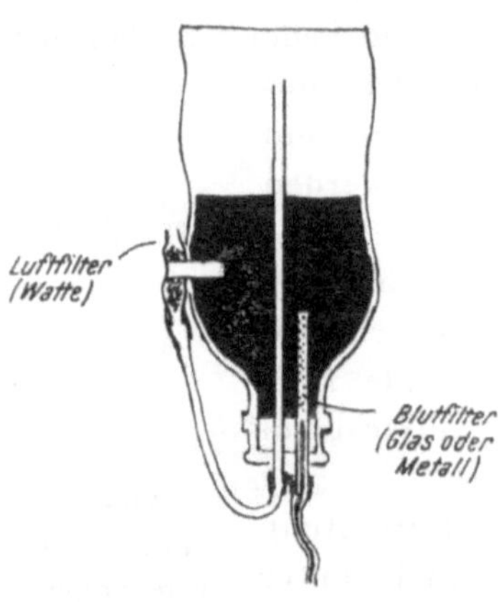

Abb. 6. Transfusion unter Verwendung zweier Filter.

Der Empfänger. Abb. 8 veranschaulicht die Auswahl der für eine Transfusion geeigneten Empfängergefäße. Bei Infusion in das Corpus cavernosum penis ist zu bedenken, daß

[4] Hersteller Fa. J. M. Lesczuk, Wien, V., Schönbrunnerstraße 32.

[5] S. nachträgliche Anm. auf S. 63.

der erhöhte Stromwiderstand durch Infusion unter Druck überwunden werden muß.

In seltenen Fällen, wo es nicht gelingt, ein geeignetes Gefäß aufzuspüren, kann auch intraossal transfundiert werden. Dabei wird die Corticalis der Tuberositas tibiae, des corpus oder manubrium sterni mit einer starken, troikart-artigen Kanüle perforiert. Genaue Kenntnis der Technik muß gefordert werden. — Die intraarterielle Blutübertragung bedingt eine besondere, embolieverhindernde Konstruktion des Gerätes, bietet keinerlei ersichtlichen Vorteil außer raschester Zuführung des Blutes und dürfte darum keine weite Verbreitung finden. Eigene Erfahrungen mit dieser Methode fehlen.

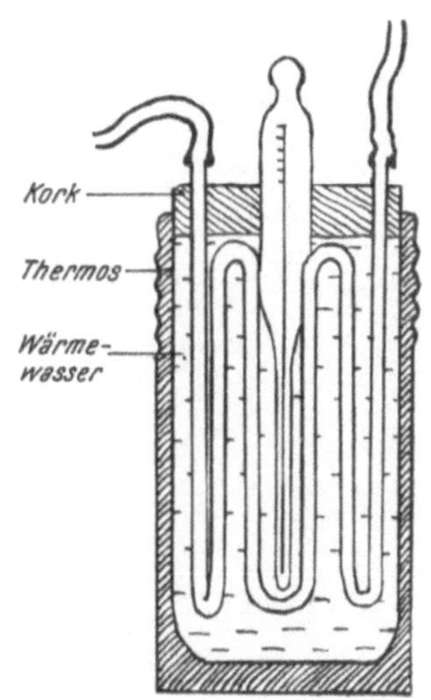

Abb. 7. Ein einfacher Durchlauferwärmer für Trans- und Infusionsflüssigkeiten.

Wesentlich für den glatten Ablauf der Blutübertragung sind alle Maßnahmen, die den Druck in der Empfängervene erniedrigen. Demnach soll das Gefäß nicht unterhalb einer Herzebene, sondern in derselben oder etwas erhöht liegen. Desgleichen muß auf ungehinderten Reflux in der Vene geachtet und jedes stauende Hindernis (Hemdärmel, Decken, Operationsgurten) beseitigt werden. Auch die Funktion des Kreislaufes spielt insoferne eine deutliche Rolle, als bei Insuffizienz der Venensog so stark zurückgehen kann, daß die Infusion nur noch unter Druck gelingt.

Besondere Aufmerksamkeit erfordert die Ruhigstellung der Punktionsstelle. Wie dies in unterschiedlicher Weise geschehen kann, zeigt Abb. 9 unter Berücksichtigung der Sonderverhältnisse bei Kindern.

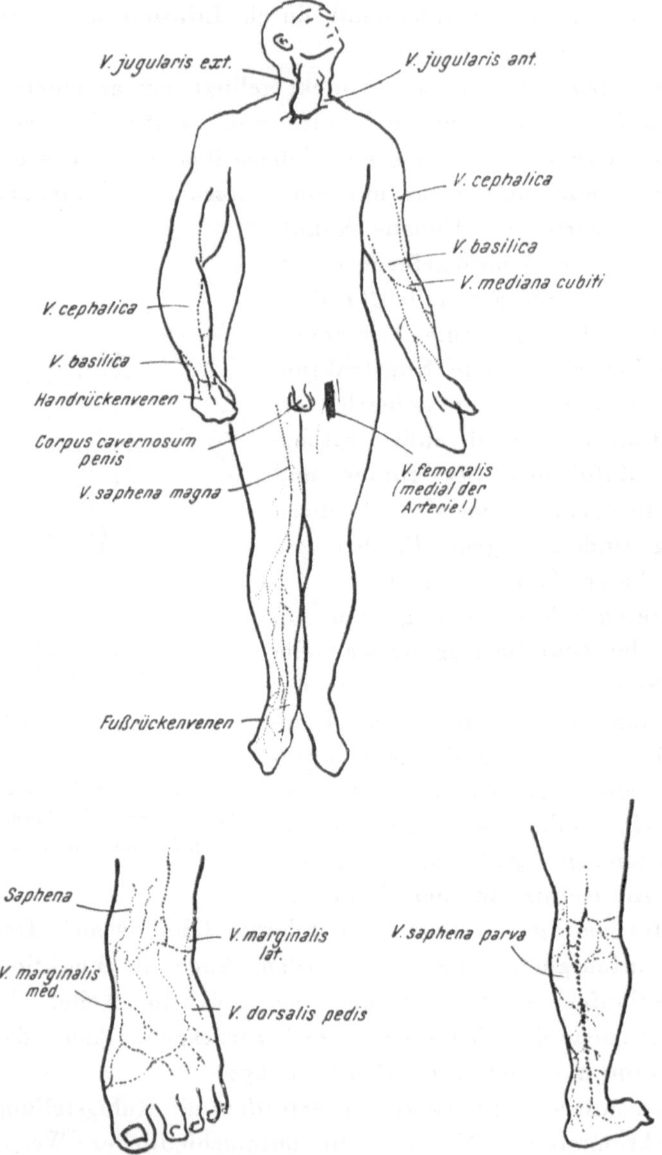

Abb. 8. Für Transfusionen geeignete Empfängergefäße. (Unter Benützung einer Abbildung aus De Gowin, Hardin, Alsever.)

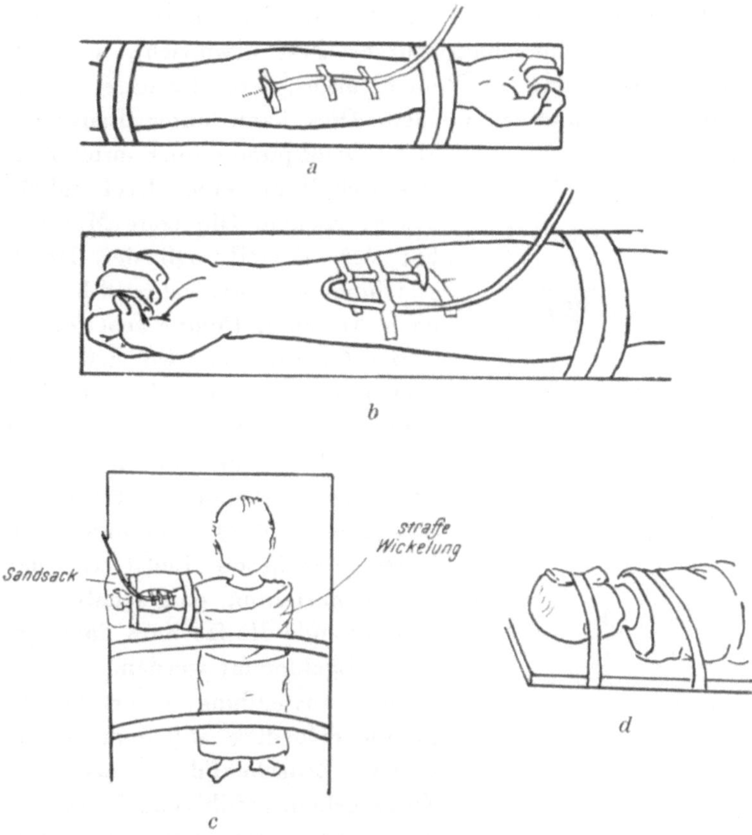

Abb. 9. Ruhigstellung des Empfängergefäßes und der Infusionskanüle. *a* Übliche Methode. *b* Methode mit beschränkter Bewegungsfreiheit. *c* Infusion bei Kleinkindern. *d* Ruhigstellung für Infusion in die Skalpvenen.

Der Vorgang. Die durchmischte und an das Empfängerbesteck angeschlossene Konserve wird mit dem Halse nach unten aufgehängt und die luftleer gemachte Leitung an die bereits liegende Empfängerkanüle angeschlossen.

Die Schnelligkeit der Übertragung hängt von dem Höhenunterschied zwischen Blutniveau in der Flasche und Empfängervene, dem Kaliber der Kanüle, dem Venendruck und der Viskosität des Transfundates ab. Ist Übertragung größerer Mengen innerhalb kurzer Zeit erwünscht, so muß unter Überwindung des Venendruckes, d. h. also unter Druck a tergo transfundiert werden. Dies kann unter Benützung einer Druckpumpe oder unter Zwischenschaltung eines Dreiweghahnes geschehen. Die erste Methode hat den Vorteil, daß der Druck gleichmäßig wirkt, während letztere nach Art einer Pumpe arbeitet.

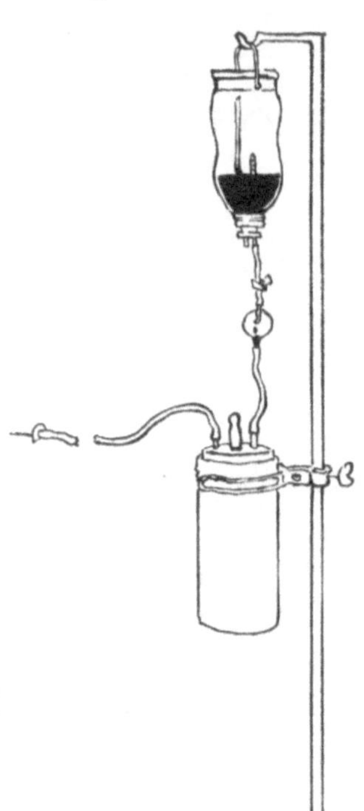

Abb. 10. Transfusion unter Verwendung eines Durchlauferwärmers.

Bei Operationen, wo sich Infusionen von isotonen und identischen Blutersatzflüssigkeiten ablösen, ist es vorteilhaft, zwei nebeneinander arbeitende Infusionsbestecke in ein gläsernes Y-Stück einmünden zu lassen, das in die Endstrecke der Empfängerleitung eingeschaltet ist. Die ruhende Hälfte muß dabei jeweils abgeklemmt werden.

Die Anwendung einer Druckpumpe erfordert, will man unliebsamen Zwischenfällen aus dem Wege gehen, gefühlvolle Dosierung des Druckes und setzt Verständnis für die Hydrodynamik des Systems voraus. Durch Leitungen von wenigen Millimetern Kaliber einen halben Liter Flüssigkeit von der Viskosität des Blutes in etwa 1 Minute zu pressen, ist unter den gegebenen Voraussetzungen eine Unmöglichkeit und schafft höchstens ein Stau, das sich an Stellen schwächsten Widerstandes (Windkesselballon, Tropfenzähler, Schlauchstücke) seinen Ausgleich erzwingt. Zudem kann der korrespondierende Spasmus der Empfängervene beim nicht narkotisierten Patienten erhebliche Schmerzen bereiten.

Der Transfundeur. Für den Arzt, der die Transfusion überwacht, ist von größter Bedeutung, daß er sich der Schwere seines Eingriffes bewußt ist. Das verhältnismäßig seltene Auftreten schwerer Folgen darf nicht zu der Annahme führen, daß die Blutübertragung eine unbedingt unschädliche Prozedur sei. Die, wenn auch seltene, aber doch sehr reale Morbi-

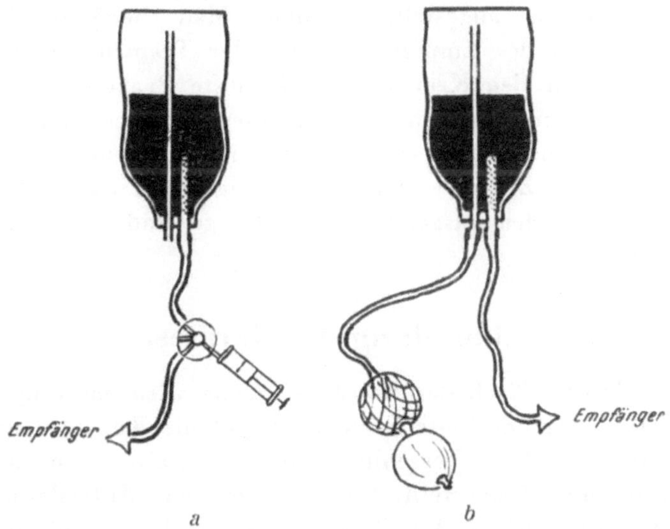

Abb. 11. Transfusion unter Druck. *a* Mit Dreiwegehahn. *b* Mit Druckpumpe.

dität und Mortalität nach Transfusionen sind nicht wegzuleugnende Tatsachen, die sowohl bei der Indikationsstellung wie bei der Übertragung vor Augen gehalten werden müssen. Die Sorgfalt der Laboratoriumsuntersuchungen muß durch die Wachsamkeit des Transfundeurs ergänzt werden, der den Empfänger von Anfang bis Ende nicht aus den Augen lassen darf. Nur so ist es möglich, alarmierende Warnzeichen rechtzeitig zu bemerken, ihrer Schwere nach einzuschätzen und die entsprechenden Maßnahmen (s. S. 35 ff.) zu ergreifen. Keinesfalls darf die bequeme Verabreichungsart der Blutkonserve dazu verleiten, Empfänger und Tropftransfusion ihrem Schicksal zu überlassen.

Kontrolle nach der Transfusion. Zwei Tage nach jeder Blutübertragung sollte das Blutbild kontrolliert und ihr Effekt an seinen Veränderungen studiert werden.

Zeigt ein Empfänger während oder nach der Transfusion stärkere Reaktionen, so müssen die auf S. 41 angegebenen Untersuchungen angestellt werden. Man benötigt dazu 1. Blutproben des Empfängers v o r der Transfusion, d. h. jene schon für den Kreuzversuch benützte Probe, 2. n a c h der Transfusion, sowie 3. eine Spenderblutprobe, d. h. den Rest des Konserveninhaltes. Auch die Untersuchung des Harnes auf Hb-Zylinder und die Messung seiner während der ersten 24 Stunden ausgeschiedenen Menge sind von diagnostischem Wert.

Behandlung des Gerätes.

Die Flasche. Nach der Blutübertragung wird das Empfängerbesteck aus der Flasche entfernt und die Konserve nach Aufschrauben ihres Verschlusses u n a u s g e w a s c h e n an die Blutbank rückgestellt. Dabei ist ihr das Anforderungsformular beizugeben, das — nun auch restlich ausgefüllt — Aufschluß über die klinische Verträglichkeit der Transfusion gibt. In der Blutbank wird die unausgewaschene Konserve noch für 24 Stunden im Eisschrank aufgehoben, um im Falle von Spätreaktionen ihren Inhalt nachträglich untersuchen zu können.

Die weitere Behandlung der Flasche bezweckt, sie zu reinigen, auch von den allerletzten Spuren ihres Inhaltes zu befreien und unter antipyrogenen und aseptischen Kautelen bis zur Neuaufnahme von Spenderblut aufzubewahren. Dies kann zweckmäßig in folgender Weise geschehen:

1. Die Flasche wird mit fließendem, kaltem Leitungswasser so lange gespült, bis alle sichtbaren Reste ihres Inhaltes entfernt sind. Hierauf wird sie zu einem Drittel mit grüner

Seifenlösung (2 Eßlöffeln grüner Seifentinktur/1 l Leitungswasser) gefüllt, verschlossen und 1 Minute lang geschüttelt. Es gelingt so in ausreichender Weise, die letzten Eiweißspuren von ihrer Innenwand zu entfernen. — Sodann mehrfaches, neuerliches Nachspülen mit Leitungswasser und sorgfältiges Austrocknen mit einem Tuch oder im Autoklaven.

2. Die Flasche wird mit dem entsprechend behandelten Verschluß (s. Abb. 1) luftdicht versehen und aufbewahrt.

3. Am Tage vor ihrer Beschickung mit dem Stabilisator wird die Flasche mit frisch destilliertem, pyrogenfreiem Wasser 1 Minute lang durchgeschüttelt und nach Ausgießen des Wassers mit locker aufgesetztem Verschluß vorsterilisiert (20 Minuten 120° C im Autoklaven). Nachdem die Flaschen im geschlossenen Autoklaven ausgekühlt sind, werden die Verschlüsse festgeschraubt.

4. Damit sind die Gefäße für die Aufnahme des Stabilisators bereitgemacht. Über die folgenden Prozeduren s. S. 10.

Der Verschluß. Ebenso wie die Flasche muß auch der Verschluß peinlich genau gereinigt werden. Dazu wird die Gummiplatte aus der Metallkappe entfernt und diese wie jene einer gründlichen Säuberung mit grüner Seifenlösung unterzogen. Stark anhaftende Krusten werden durch viertelstündiges Kochen der Gummiplatte in 5 % Natriumkarbonatlösung und durch Nachspülen mit verdünnter Salzsäure (10 ccm konzentrierte Säure/1 l Wasser) entfernt. Die Metallkappe kann durch Einlegen in konzentrierte Salpetersäure, 30 Minuten lang, von Blutkrusten befreit werden. Nach Abspülen beider Teile mit destilliertem Wasser und Abtrocknen wird die Platte wieder in die Aluminiumkappe eingepaßt und der Verschluß auf die wie oben behandelte Flasche geschraubt.

Anmerkung: Ein und dieselbe Gummikappe soll wegen Gefahr des Undichtwerdens nicht öfter als für drei Konservierungen verwendet werden. Anläßlich der Reinigung muß jede Platte sorgfältig auf undichte Stellen geprüft werden, was in der Weise geschieht, daß man sie dehnt und gegen das Licht hält. Sind Platten durch überstarke Kanülen oder durch normale Kanülen an einer und derselben Stelle mehrmals perforiert worden, müssen sie ausgesondert werden.

Die Bestecke. Für Reinigung und Aufbewahrung von Spender- und Empfängerbesteck gilt genau dasselbe wie für die Flaschen. Die Bestecke müssen bis in ihre Einzelteile zerlegt und von allen sichtbaren Blutresten mit grüner Seifenlösung befreit werden. Kanülen sind mit Mandrins durchzuziehen, Schläuche und Dichtungsringe wie die Gummiplatten der Konservenverschlüsse zu behandeln.

Besondere Sorgfalt ist auf gründlichste Säuberung des Filters zu verwenden und dieses erforderlichenfalls durch Einlegen, eventuell Erhitzen auf 65° C im Säurebad aller Blutkrusten zu entledigen.

Die Wärmschlange wird mittels Wasserstrahlpumpe zuerst mit Leitungs- und dann mit destilliertem Wasser durchspült und getrocknet.

Nach Abspülen aller übrigen Teile mit destilliertem Wasser wird das Empfängerbesteck zusammengesetzt, in eine Kompresse eingeschlagen und wie oben sterilisiert. Auskochen ist wegen verbleibender Feuchtigkeit (Pyrogene!) abzulehnen.

Warmwasserbehälter und -thermometer kommen nicht mit dem Transfundat in Berührung und bedürfen darum keiner anderen als allgemein hygienischen Behandlung.

Gewinnung von Plasma.

Frischplasma kann durch Zentrifugieren von frischem Zitratblut gewonnen werden.

Bei der Blutkonservierung fällt es sozusagen als Nebenprodukt an, wenn nämlich bei einer Konserve nur die Sedimentschichte (Blutkörperchenkonzentrat) gegeben oder bei bevorstehender Hämolyse das Plasma von den minderwertigen Erythrozyten getrennt werden soll. Zwei Möglichkeiten seiner aseptischen Gewinnung sind auf nachstehender Skizze dargestellt: *a* das Abhebern mittels Dreiweghahnes oder *b* unter Ausnützung des Vakuums im Plasmagefäß, einer Methode, deren Brauchbarkeit von M o s e r hervorgehoben wurde.

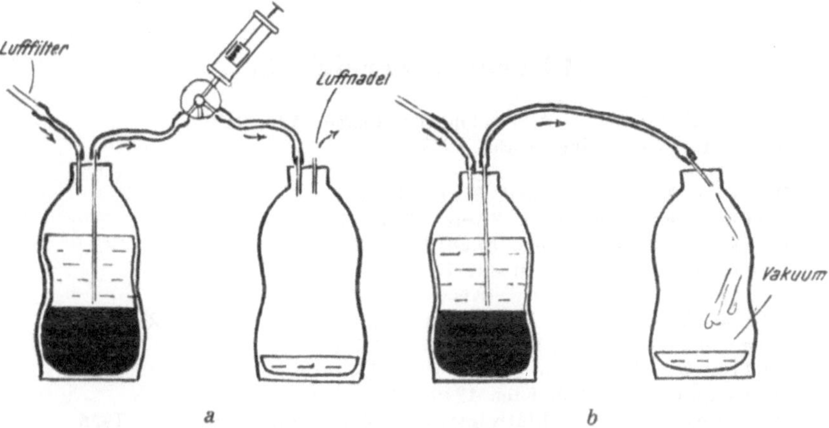

Abb. 12. Das Abhebern von Plasma aus Blutkonserven. *a* Mit Dreiwegehahn. *b* Durch Vakuum.

Die Plasmakonserve muß wie Vollblut im Kühlschrank gelagert werden und bleibt so bis zu dreiviertel Jahren verwendbar.

Nachträgliche Anmerkung.

Während des Druckes ist das auf S. 54 angekündigte Gerät zur Durchlauferwärmung fertiggestellt worden. Es wurde vom Verfasser in Zusammenarbeit mit der Fa. J. Odelga AG., Wien, XVI., Koppstraße 61. entwickelt und führt den Markennamen „Haemotherm". Gegenüber dem auf S. 55 geschilderten Provisorium stellt es insofern einen Fortschritt dar, als das Wärmwasser elektrisch geheizt wird und deshalb nicht ständig überwacht und erneuert werden muß. Das Gerät, dessen Temperatur sich thermostatisch regeln läßt, hat einen minimalen Stromverbrauch und kann Tag und Nacht an das Netz angeschlossen bleiben, so daß es jederzeit für eine Nottransfusion bereitsteht.

Seit das Transfusionsblut dieserart erwärmt wird, treten bei vollnarkotisierten Patienten, insbesondere bei der endotrachealen Narkose, jene Schweißausbrüche und Kreislauflabilitäten nur noch selten auf, die sich früher im Gefolge von kalten Übertragungen gehäuft hatten (Hans H o l z e r).

Der Durchlauferwärmer bewährt sich nicht nur bei Blutübertragungen, sondern ebenso bei stundenlangen Tropfinfusionen jeglicher Art.

Literaturverzeichnis.

Allot, E. N. und C. A. Holman: Lancet VI, 1949.
Arzt, L.: Wien. klin. Wschr. **1949**. 7.

Berger, E.: Schweiz. med. Wschr. **1949**, 8.
Berger, K.: Wien. med. Wschr. **1948**, 43, 44.
Bessis, M.: Europ. med. Rundsch. **1948**, 8.
Binhold, H.: Dtsch. Mil.arzt **1942**, 8.
Blalock, A.: Arch. Surg. (Am.) **1930**, 20.
Blalock, A. und M. F. Mason: Ref. Z. org. Chir. **1942**, 104.
Bogomolowa, N. J.: Chirurgija **1944**, 12.
Boltz, W.: Wien. klin. Wschr. **1949**. 15.
Boventer, K.: Med. Klin. **1949**, 20.
Breitner, B.: Die Bluttransfusion. Wien: Julius Springer. 1926.
Bürkle-De La Camp, H.: Dtsch. Z. Chir. **239**, 1933.

Chiari, H.: Wien. klin. Wschr. **1947**, 10.
Coombs, R. R. A.: Brit. J. exper. Path. **1945**, 26.
Cremer, H. D. und R. Duesberg: Dtsch. Mil.arzt **1942**, 2.

Dahr, P.: Schweiz. med. Wschr. **1949**, 27.
Dahr, P.: Schweiz. med. Wschr. **1949**, 44.
Dahr, P. und H. Knüppel · Schweiz. med. Wschr. **1949**, 8.
DeGowin, E. E., Hardin, S. und P. Alsever: Blood Transfusion. Philadelphia und London: W. B. Saunders Co. 1949.
DeGowin, E. E. und S. Hardin: J. amer. med. Assoc. **1940**, 115.
Doerr, P.: Immun. Forsch. **I u. II**, Wien: Springer-Verlag. 1947.
Dogliotti, A. M.: Zbl. Chir. **1942**, 21.
Domanig, E.: Klin. Med. **1948**, 17.
Domanig, E.: Wien. klin. Wschr. **1949**, 4.
Duesberg, R.: Dtsch. Mil.arzt **1942**, 2.
Duesberg, R.: Klin. Wschr. **1943**, 42, 43.

Engelhardt, A.: Chirurg **1943**, 9.
Erb, K. H.: Zbl. Chir. **1941**, 16.

Fischer, H. und O. Schürch: Schweiz. med. Wschr. **1941**, 8.
Flink, E. B. und K. B. Skubi: J. Labor. a. clin. Med. (Am.) **1946**, 31.
Fonio, A.: Schweiz. med. Wschr. **1949**, 36.
Fossel, M.: Wien. klin. Wschr. **1948**, 37.
Fossel, M.: persönliche Mitteilung.

Freund, H.: Handbuch der normalen und pathologischen Physiologie **XVIII**. Berlin: Julius Springer. 1932.
Frey, S.: Die Embolie. Leipzig: G. Thieme. 1933.
Fuchsig, P.: Wien. klin. Wschr. **1949**, 16.

Gautier, P. P., Guinand-Doniol, J. und Fr. Thélin: Schweiz. med. Wschr. **1949**, 31.

Habelmann, G.: Blutverlust, Blutersatz. Leipzig: G. Thieme. 1942.
Heilmeyer, L.: In Lehrbuch der speziellen und pathologischen Physiologie. G. Fischer. 1935.
Heppner, F.: Wien. klin. Wschr. **1950**, 35—37.
Hesse, W. G.: Z. exper. Med. **1933**, 86.
Hirszfeld und Amzel: Klin. Wschr. **1924**, 1180.
Hirszfeld und Amzel: Z. Immunit.forsch. **1943**, 526.
Hittmair, A.: Wien. klin. Wschr. **1949**, 1.
Holzer, F. J.: Wien. klin. Wschr. **1949**, 9.

Jürgens, R.: Schweiz. med. Wschr. **1949**, 36.
Junghanns, H.: Dtsch. med. Wschr. **1948**, 37, 38.

Karizky, B.: Chirurg **1943**, 1.
Kristen, G.: Öst. Z. f. Kinderhk. u. Kinderfürs. **1949**, 4.
Krüecke und Semmelroth: Virchows Archiv **1947**, 314.
Kubanyi, E.: Die Bluttransfusion. Berlin-München: Urban & Schwarzenberg. 1928.

Lancet: The Rhesus factor, 5. 2. 1949.
Lancet: Therminology of the Rh-factor. 28. 2. 1948.
Lancet: The Rh-Antigen C causing Haemolytic Disease of the Newborn. 11. 10. 1947.
Lancet: Dextran. 22. 1. 1949.
Lancet: Blood for Transfusion. 30. 10. und 20. 11. 1948.
Landsteiner, K. und A. S. Wiener: Proc. Soc. exper. Biol. a. Med. (Am.) **1940**, 43.
Lang, K. und H. Schwiegk: Chirurg **1943**, 2.
Laszczower, P.: Schweiz. med. Wschr. **1945**, 24.
Levenson, S. M., Birkhill, F. R., Maloney, M. A. und J. A. Bell: Ann. Surg. (Am.) **1949**, 4.
Levine, P.: Arch. Path. (Am.) **1944**, 37.
Lucké, B.: Mil. Surgeon (Am.) **1946**, 5.
Lützeler, H.: Dtsch. Z. Chir. **1933**, 239.

Mayerhofer, O.: Wien. klin. Wschr. **1947**, 12.
Moser, Hans: Wien. klin. Wschr. **1949**, 18.
Moser, Herbert: Die Praxis der modernen Narkose. Wien: W. Maudrich. 1950.

National Transfusion Service: Notes on Transfusion. 1948.
Neue Richtlinien für die Bluttransfusion und die Blutspenderzentralen. Berlin-München: Urban & Schwarzenberg. 1949.

Oehlecker, F.: Die Bluttransfusion. Berlin-München: Urban & Schwarzenberg. 1940.
Osswald, F.· Zbl. Chir. **1942,** 69.

Parsons, L. G.: Lancet 14. 6. 1947.
Pretl, K.: Wien. klin. Wschr. **1950,** 1.

Race, R. R.: Lancet, **155** (1948), 502.
Rollet, W.: Wien. klin. Wschr. **1947,** 11.
Rous und Turner: J. exper. Med. (Am.) **1916,** 23.
Rüdel, C.: Chirurg **1934,** 1.

Sachs, H.: Klin. Wschr. **1927,** 2021.
Sachs, H.: Münch. med. Wschr. **1927,** 4.
Sachs, H. und L. Klopstock: Methoden der Hämolyseforschung. Berlin-München: Urban & Schwarzenberg. 1927.
Schaffa, H.: Ann. paed. (Basel) **1939,** 153, 177—208.
Schallock, G.: Beitr. path. Anat. **108** (1943), 3.
Schmidt, P. G.: Chirurg **1934,** 19.
Schönbauer, L.: Lehrbuch der Chirurgie. S. 16—24. Wien: Franz Deuticke. 1950.
Schroeder, W. und R. Duesberg: Dtsch. Mil.arzt **1943,** 9.
Schürch, O.: Wien. klin. Wschr. **1949,** 6.
Schürch, O., Knoll H. und H. Willenegger: Blutkonservierung und Transfusion von konserviertem Blut. Wien: Springer-Verlag. 1942.
Schwetz, F.: Wien. med. Wschr. **1950,** 11, 12.
Seibert, M.: Amer. J. Physiol. **1923,** 7.
Sigmund, M.: Klin. Med. **1947,** 12.
Signer, G.: Chemie, Phys. u. Path. d. Eiweiß. Nat. Forsch. Ges. Bern. N. F. **1944,** 55.
Spath, F.: In Kriegschirurgischer Ratgeber. S. 58—70. J. F. Lehmann. 1941.
Speiser, P.: Wien. klin. Wschr. **1948,** 35, 36.

Tzank, A. und M. Bessis: Europ. med. Rundsch. **1948,** 8.

Wachsmuth, W.: Ärztl. Wschr. **1948,** 13, 14.
Wiener, A. S.: Amer. J. clin. Path. **1945,** 15.
Wildegans, H.: Die Bluttransfusion. Berlin: Julius Springer. 1933.

Zachowsky, J. und R. Ammon: Klin. Wschr. **1943,** 46, 47.
Zischka, W. und H. Winkler: Wien. klin. Wschr. **1947,** 36.

Sachverzeichnis.

Abszeßbildung beim Spender 1.
Adenosinphosphorsäure 27.
Agglutinabilität der konservierten Erythrozyten 19.
Agglutination, im Kreuzversuch 42.
Agglutinintiter, Unterschied im 5.
Agranulozytose 29.
Alkalispiegel, Absinken des 7.
Alkalose 37.
Allergiker 34.
Allergische Reaktionen 36.
Aminosäuren 29, 30.
Anämie, chronische 28, 35.
—, sekundäre, bei Verbrennungen 26.
—, zentrale 25.
Anoxie 25.
Antikoagulantien 7.
Antikörper im Konservenblut 18, 21, 31.
—, Titer 38.
—, Haltbarmachung der 32.
Anurie 33, 37, 38.
Arzneimittelüberempfindlichkeit 5.
Azotämie 38.

Bakteriämie und Panagglutination 44.
Biermersche Anämie 29.
Blutabnahme, Gerät für 12.
—, Vorgang 13.
Blutbank, Begriff 1.
Blutdyskrasie 28.
Blutkonserve, Begriff 6.
—, Filter 10.
—, Gefäß 6.
—, Lagerung der 20.
—, Verwendbarkeit 21.
Blutgruppen 4, 21.
Blutspende, Vergütung der 17.
Blutspender 2, 12.
—, Eignung 5.
Blutspender, Organisation 4.
—, Versorgung 16.
Blutstillung 30—31.
Blutverlust 23.
— bei Frakturen 26.
Blutzucker 19.
Bronchialasthma 35.
Brucheinklemmung 28.

Cholera 28.
Corynebakterien und Panagglutination 43.
Crush-Syndrom 27.

Dehydrationsschock 28.
Dermatitis 16.
Desensibilisierung 36.
Dextran 49.
Diphtherie-Antitoxin 18, 32.
Dreiwegehahn 58, 59, 63.
Druckpumpe 58.
Durchlauferwärmer 52, 54, 58, 63.
Dyspnoe, beim Empfänger 35, 41.
Dystrophie, alimentäre 29.

Eisenmangel 28.
Elektrolyte, Verlust von 28.
Embolie 41.
Empfängerbesteck 53, 62.
Entblutung 23.
Eosinophilie, reaktive 31.
Erwärmung des Transfusionsblutes 50.
Erythroblasten 29.
Erythrozyten, Veränderungen, Konserve 18.
—, Agglutinabilität 19.
—, Lebensdauer 18, 20.
—, Metachromasie 18.
—, Stechapfelform 18.
Exantheme, urtikarielle 36.
Exsanguinotransfusion 31.

Fibrinogenvermehrung 43.
Frischblutübertragung 22.

Gallenfarbstoff, Konservenblut 19.
Gefrierpunktserniedrigung 19.
Gehirnthrombose 33.
Gelbsucht nach Transfusion 38.
Gelegenheitsspender 1, 3.
Gerinnselembolie, Schutz gegen 53.
Globin, nephrotoxisches 37.
Globulin 21, 30.
—, antihämophiles 30.
—, Vermehrung 43.
Glottisödem 36.
Grundumsatzsenkung, Schock 25.

Hämaturie 38.
Hämoglobin 18.
Hämoglobinurie 38.
Hämokonzentration, Verbrennung 26, 28.
Hämolyse 20, 21, 38, 49, 51.
—, Unfall 32, 34, 37—41.
—, Ursachen der 41.
—, Sauerstoffkapazität 18.
Hämolysinwirkung, Konservenplasma 19.
Hämophilie 30.
Hämosiderinablagerung, Leber 39.
Henlesche Schleife 39.
Hepatitis 5, 18.
Hübner-Thomsensches Phänomen 43.
Hypertension, Empfänger 38.
Hypertoniker 3.
Hypochlorämie 27.
Hypoproteinämie 22, 28.
—, chronische 29, 34.

Ikterus, hämolytischer 29.
Immunotherapie 31.
Infusionsarten 54—55.
Invagination 28.
Isosensibilisierung 41.

Kachexie, pyrogene 29.
Kälteagglutinine 43.
Kältehämoglobinurie 43.
Kahlersche Krankheit 43.
Kalziumchloridvergiftung 31.
Kalziumglukonat 35, 36.
Karamelisieren, Dextrose 8, 11, 36.
Keuchhusten 32.
Kohlenoxydvergiftung 31.
Kolibazillen, Konservenblut 18.
Kollaps, Spendervene 16.
—, Kreislauf 23, 25.
Koma, hepatisch, urämisch 31.
Komplement 18.
Komplementmangel 31.
Konservenblut, Veränderungen 17—22.
—, Lagerung 17.
—, Übertragung 22 ff.
Krämpfe, tetanische 36.
Kreuzprobe 39, 41, 42—44, 46, 47.
Kugelzellenanämie 43.
Kupffersche Sternzellen 39.

Leberzellikterus 31.
Leberzirrhose 29.
Leukämie 29.
Leukopenie 29.
Leukozyten, Konservenblut 18.
Leukozytenhaut, -thrombus 18.
Lues 5.
Luftembolie 15, 17, 41.
Lumbalanästhesie 40.
Lungenödem, Empfänger 34.
Lymphangitis, Spender 16.
Lymphozyten, Konservenblut 18.

Magnesiumgehalt, Konserve 19.
Malaria 5.
Malariaplasmodien 18.
Menses 5, 17.
Mesenterialthrombose 28.
Metachromasie, Erythrozyten 18.
Methämoglobin 31.
Mikrozytose, Erythrozyten 18.
Morbus haemolyticus neonatorum 31, 41, 46.

Natriumbikarbonat, therapeutisch 27, 40.
Natriumgehalt, Konservenblut 19.
Natriumzitrat, Stabilisator 7, 35.
Nephritis 43.
Nephrotoxine 27, 40.
Nierendiathermie 40.
Nierendekapsulation 40.
Nierengefäßspasmus 37, 40.
Nitrobenzolvergiftung 31.

Ödem, Empfänger 35.
—, angioneurotisches 36.
Oehleckersche Probe 39.

Oligämie, relative 23.
Oligurie 27, 37, 38.
Operationsschock 26, 33.
Organisation, Blutspender 4.

Panagglutination 43.
Phagozythose 18.
Phlegmone, Spender 16.
Pilzvergiftung 31.
Plasma 17, 18, 21, 28, 31.
—, Gewinnung 22.
—, Milchsäure 9.
—, Kaliumvermehrung 19.
—, Proteine 19, 30.
—, Übertragung 23.
—, Verlust 26.
Plethoriker 3.
Polyglobulie 5.
Prothrombinmangel 31.
Prothrombinzeit 19.
Pseudoagglutination 43.
Pyelitis 33.
Pylorusstenose 28.
Pyrogene 9, 34, 36, 62.
Pyrogennachweis 10.

Quetschsyndrom 27—28.
Quicks labiler Gerinnungsfaktor 19.

Raynaudsche Erkrankung 43.
Rekonvaleszentenblut 32.
Resistenz, osmotische 40.
Rhesusfaktor 4, 41, 44—47.
Rhesusgruppe 15, 42.
—, Bestimmung 46.
Reststickstoff, Konservenblut 19.
Ringerlösung 50.

Sauerstoffbeatmung 17.
Sauerstoffkapazität 18.
Sauerstoffgehalt, Konservenblut 19.
Säuglingstoxikose, alimentäre 28, 29.
Schlafmittelvergiftung 31.
Schock 22—28, 37.
Schüttelfrost 34, 36, 38, 51.
Schwangerschaft 5, 41, 43, 45.
Serumbilirubin 35.
Serumkrankheit 31.
Sepsis 35.
Späthämolyse 37, 40.
Spirochäten 18.
Spontanhämolyse 16.
Sporen, hitzeresistente 11.
Stabilisator 14, 36.
—, Begriff 7.
—, Sterilisation 9.
Staphylokokken, Konservenblut 18.
Sterilisation, Flaschen 10.
Streptokokken, Konservenblut 18.
Streptokokkennephritis 31.
Syndrom, hämolytisches, des Neugeborenen 31.

Tachypnoe, Empfänger 38.
Thrombopenie 29.
Thrombophlebitis, Spender 16.
Thrombozyten, Konservenblut 18.
Toxämie 35.
Toxikose, alimentäre 28.
Transfusionsgeschwindigkeit 25.
Transfusionszwischenfall 32.
Trockenserum 18.
Tropftransfusion 26, 35, 53.
Trypanosomiasis 43.
Tubulusdegeneration 39.
Tumormarasmus 29.
Tyndallisieren, Stabilisator 11.

Universalspender 4.
Unterdruck, Konservenflasche 11, 14, 15, 16, 20.

Vakuumflaschen 15.
Venenpunktion, Spender 12.
—, Empfänger 54.
Venenthrombose 43.
Verbrennung 26.
Vibrionen 43.
Viruspneumonie 43.
Viskosität, Konservenblut 19.
Vitamin K 31.
Volvulus 28.

Wassermannreaktion 4, 15.
Wasserstoffexponent 20.
Wundschock 23.
Wundstarrkrampf 32.

Zitrat-Dextroselösung 8.
Zyanose, Empfänger 35, 38, 41.